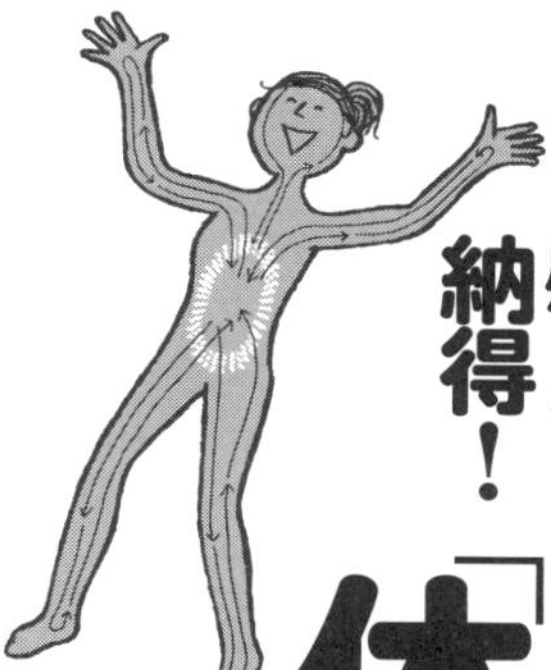

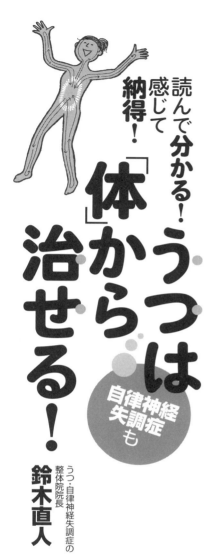

読んで分かる！
感じて
納得！

うつは「体」から治せる！

自律神経失調症も

うつ・自律神経失調症の整体院院長
鈴木直人

BAB JAPAN

はじめに

本書を手に取られたあなたは、きっとうつで困っているか、大切な方が困っているのだと思います。

そんなあなたに改めてお聞きしますが、一般的に考えて、うつを治すにはどうしたらいいと思いますか。

精神科や心療内科に行くのがいいのでしょうか。

それともカウンセリングがいいのでしょうか。

はたまた、漢方薬がいいのでしょうか。

もう一つ質問です。

うつは何が問題だと思いますか？

心の問題なのでしょうか。

それとも性格の問題なのでしょうか。

実は専門家と言われている人たちでさえ、これらの答えは大きく違います。Ａ病院のお医者さんからは「薬をちゃんと飲まなければダメ」と言われ、雑誌に出ているお医者さんは「薬はよくない」と言っていたりします。

専門家でさえ意見が分かれるのですから、一般の方は書籍や雑誌、インターネットの情報など、何を信じていいのか分からなくなってしまいますよね。

それらのうつに関する情報の多くは〝うつは『心』に問題がある〟〝うつになる人は『性格』に問題がある〟というものが目立ちます。しかし私が言いたいことは、「問題であると思われている心や性格は、体の異常で起きているかもしれない」ということです。

本書では、**うつの原因は心や性格だけにあるのではなく「体」にもある**ということを前提にしています。つまり、体を改善させてうつを改善させるにはどうしたらいいのかということを書いています。

そのため薬や漢方薬を飲んだり、カウンセリングを行ったり、考え方を変えようとしたりするといった今までのうつのアプローチ方法とは異なり、戸惑う方もいらっしゃるかもしれません。

もちろん、病院で処方される薬や漢方薬がうつの改善に役に立たないと思っているわけではありませんし、心や性格がうつに関係がないともいいません。

しかし、もしあなたが薬や漢方薬を飲んでいるけれども改善していなかったり、心や性格を変えようとしてもうつが十分に治らなかったりする場合は、ぜひ本書の「うつは体から治せる」という考え方を一つの方法として、ぜひ試して頂きたいのです。

申し遅れました。

「うつは体から治せる」を提唱する私は、医師でもカウンセラーでもなく、20年以上「整体」を仕事としている者です。

整体といえば体の専門家。そんな私がなぜうつの患者さんたちと日々関わりがあるのかというと、実は私自身が過去にうつになった経験があるからなのです。病院に行っても薬を処方されるだけで何もしてくれないという、患者として不満な経験もいたしました。

また、カウンセリングに通ってもなかなか考え方や性格が変えられない日々を過ごしたこともありました。

そのため私は、体の構造と心の関係、うつや自律神経のこと、脳のシステムなど、うつに関する様々なことを深く調べて自分の体を使い、いろいろな実験をして治したのです。その際に、うつは心や性格を扱うのではなく、まずは体を扱うことが重要だと分かったのです。

自分自身でうつを治してからすでに17年が経ちましたが、一度として再発がありません。この経験から得たことを患者さんに行うことでうつの患者さんもよくなっていく。そんなことを十数年の間続けてきました。うつが多くなる現代、私の経験が少しでも役に立てばと思い本書を書くことにしました。

本書はうつに限らず自律神経失調症・不安症・パニック障害など、多くの病院で薬でしか対応してくれない症状に対して、私が患者さんと関わるなかで体を使って改善した経験を中心に書いております。

しかし、これらの多くの方法は全てが科学的に証明されているわけではありません。

なぜなら私は、日々患者さんと接している現場の人間ですので、求められるものは科学的に立証できるかではなく、目の前の患者さんが改善するかどうかが問われているからです。

そのため、本書では経験則での話が中心になることをどうかご理解いただきたいと思います。

また、一般の方にも分かりやすい言葉で書きましたので、ところどころ医学的に正確でない表現をしている箇所もあることをご了承下さい。

更に、ここに書かれていることはあなた自身の担当医師の意見を覆すものではありません。

書籍では一方通行的な情報の提供になりますし、どうしても細かなニュアンスなどが正確に伝わらないことがあります。

そのため、本書に書かれていることを行う場合には、担当医師や専門家にご相談していただきたいと思います。

Contents

第2章 もし間違った常識のままだと、うつは悪化する 51

第3章 体からうつを改善させる対策法 129

第4章 ― 体からうつを改善させる 総論　217

第1章

「うつ」の間違った3つの常識

第1章 「うつ」の間違った3つの常識

「そんなバカな!」

本書を読んだとき、あなたは最初にこう思うかもしれません。
しかし、まずは素直にご覧いただきたいと思います。

私が今まで経験してきたことをもとに、うつの実践的な知識、そして体を使ったうつの改善法をお伝えいたします。

現在、うつについて本やインターネット上ではさまざまな情報が氾濫している状態です。そして、うつについて間違っていることが常識のように語られていることがあります。

特に次にあげる3つは、うつの間違った常識と考えていいでしょう。

- ●「精神的ストレス」があるからうつになる
- ●うつは「心」に問題がある
- ●うつはイライラしたりくよくよしたりする「性格」に問題がある

これらを常識のように考えていては、うつが改善できなくなってしまいます。

私自身もうつになった時、この間違った3つの常識を鵜呑みにしてしまい、うつを悪化させてしまったのです。

性格や心を先に治そうとした私の失敗談

私がなぜ間違ったうつの常識に気付いたのかをお話しいたします。
私がうつになったのは、19年ぐらい前のことです。

はじめは動悸から始まりました。

眠ろうとしているのに心臓がドキドキし始めたのです。しかもその動きは不規則で「ドキドキドキッ！」と心臓が早く動いたかと思ったら「ドキッ…ドキ……ド・キ」といきなりゆっくり動いたりもしました。最初はあまり気にしていませんでしたがそのうち毎晩のようになり、更に昼間も出るようになり酷くなっているという感覚がありました。私は「心臓が止まってしまうのではないか」とだんだん不安になり、不安になることでよけいに心臓がドキドキするという悪循環にもなっていました。呼吸も段々と

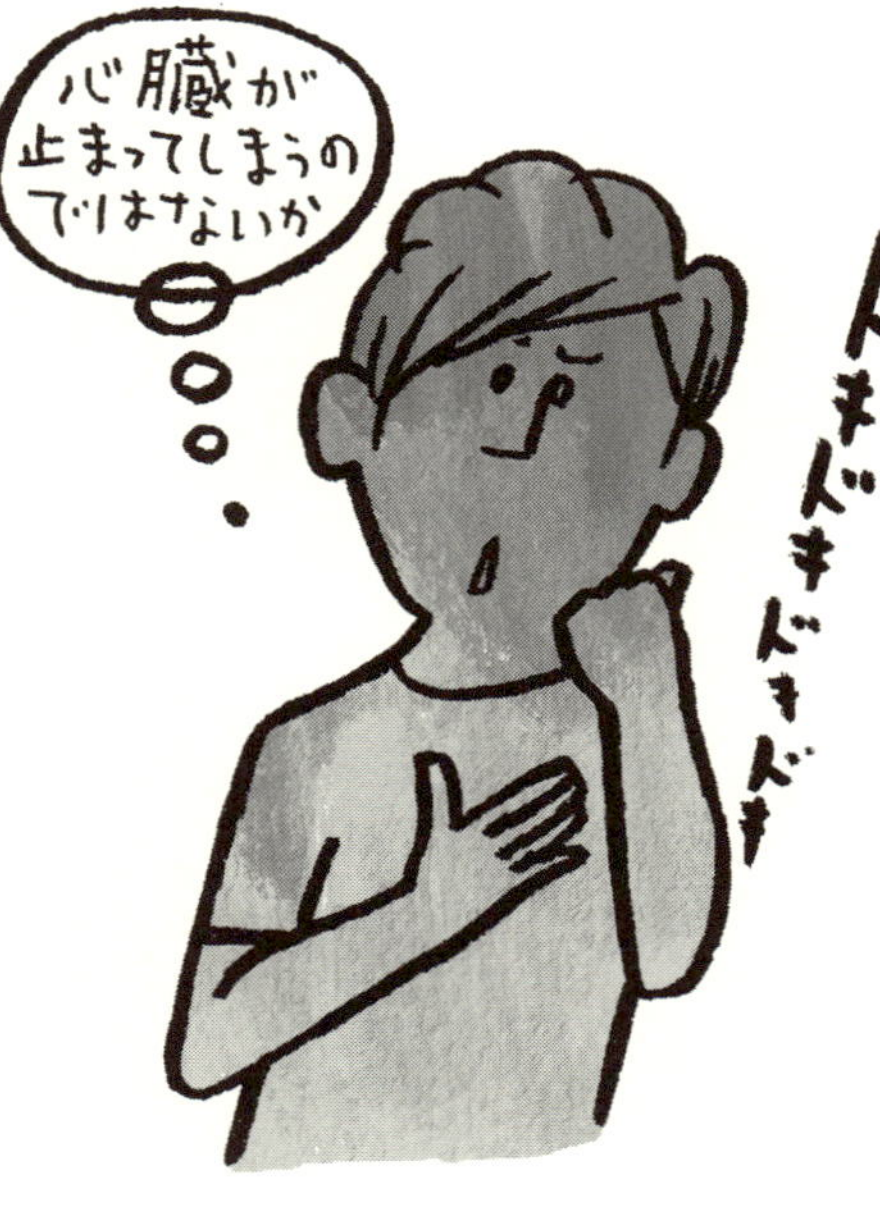

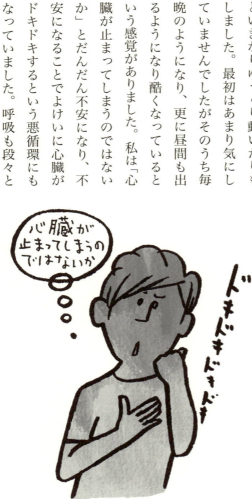

苦しくなり、朝起きるのがつらくなってきました。

後ほどお伝えしますが、これは自律神経が乱れている自律神経失調症という状態でうつの前段階の状態です。このまま悪化していくとうつになる方が多いのですが、**当時の私は間違ったうつの常識を信じていたのでうつになってしまったのです。**

動悸が続いていた時の私は、仕事やプライベートのトラブルが長期間続いていて、非常にイライラすることが多かったのです。そんなとき私は「精神的ストレスがあるからいけないんだ」「私の心に問題があるんだ」「イライラする性格が問題なんだ」と考えてしまったのです。

例えば「イライラする性格が問題なんだ」と考え、怒りが湧いてきても抑え込んでいました。温厚な性格ならばストレスも少なくなるのだろうと、怒りを出さないように我慢していたのです。

すると、日に日に体調の悪さとだるさが増し、好きだった仕事もしたくなくなりました。

これはうつの兆候である「意欲の低下」という状態です。

また、当時の私の趣味はスキーで、車で4時間かけて毎週のように行っていました。しかし段々ときつくなり、車を運転してスキー場に行ったけれど、疲れ果ててスキーをする気にはなれずに車の中で寝て帰ってきたこともありました。こんなこともあり、一度検査に行って相手にされなかったけれど、再度病院に行くことにしました。そこでお医者さんは「うつですね。まだ軽いですよ」といっていました。どんな薬をもらったかはもう忘れてしまいましたが、その薬を飲んでも良くならなかったのは覚えています。

当時の私は、うつは心の病だと思うと同時に性格にも問題があると思っていたので、心理学や宗教の本を読み始めました。まだ軽かったので本を読むぐらいのエネルギーは残っていたのです。しかし私の理解力がなかったのかもしれませんが、よくならないどころか更に悪化したような感じで、疲労感が酷くなってきました。

ある晩のこと、眠れないから考え込むのか、考え込むから眠れないのか、とにかく頭の中をいろいろな思いが膨れ上がりました。そしてなぜだか分かりませんが非常に大きな怒りが湧いてきてしまい、数分後にその怒りが頂点に達したのです。その時私は、無意識に壁を殴りつけていたのです。ボコッと音がして、壁に拳がめり込む感触は今でも忘れません。壁には見事に拳大の穴がぽっかりと開きましたが、それと共に怒りの感情が解放されスッキリした感じがしたのです。

このときから私のうつは転機を迎えたのです。

怒りを解放させるたびに、壁の穴は一つから二つ三つと増えていきました。

そして、体調は少しずつですが確実によくなっていきました（このことはうつにはいいのですが、非常に危険があることも後になって分かりました。詳しくは4章でお

伝えします）

賃貸のアパートでしたから、さすがに壁にいくつも穴を開けるのは問題です。また、近所迷惑にもなるので運動をすることにしたのですが、私は怒りだけではなく悲しみや落ち込みなどの感情もできるだけ体を使い外に出してみることにしました。

すると、体がどんどんスッキリしていくのが感じとれました。

この体験から私はうつと体の関係、感情と自律神経の関係などを詳しく調べることにしました。すると整体師の私が専門としている筋肉が、精神状態に深く関わっていることも知りました。また、頭蓋骨や脊椎の中を流れる脳脊髄液の循環が重要だというのも分かってきました。

そして、いろいろな体の動かし方を試してうつに対しての実験もしました。すると、みるみるうつは改善し、発病から2年後には元の元気な心と体に戻ることができたのです。そしてもう17年間再発もしておりません。

このような経緯で私はうつの間違った常識に気付き、この他にも自分なりにうつの改善法をいろいろと発見していったのです。今思うと、体のことを無視して心や性格だけを変えようとしていたら、私のうつは治らなかっただろうと思います。重要なのは体を変えることだったのです。

「うつになる体」の3つの特徴

「重要なのは体を変えること」とお伝えしましたが、どんな体になるとうつになりやすいかというと次のようなものです。

①筋肉の緊張　②頭蓋骨のゆがみ　③背骨・骨盤のゆがみ

きっと「こんなことがうつに関係するの？」と思われる方もいるでしょう。しかし、実はこれらには奥深い意味が隠されているのです。では簡単にご説明いたします。

◆◆うつになる体の3つの特徴① 筋肉の緊張◆◆

筋肉の緊張には2つの原因があります。

1つ目の原因は**感情を抑えることによる緊張**です。

例えば、怒りが込み上げてきた時にそれをグッとこらえた時を思い出して下さい。その時あなたは、知らず知らずのうちにどこかの筋肉を緊張させていたのです。

2つ目の原因は、**自律神経的な緊張**です。

ストレスを感じていると自律神経が無意識に筋肉を緊張させます。なぜなら、自律神経は「ストレス=生命の危機」と感じるようにできているため、目の前に野生の虎やライオンがいるのと同じような反応をします。つまり、いつ襲われるか分からないという恐れに対して筋肉を緊張させて何とか対応しようとしているのです。これらの筋肉の緊張が続くことでうつになりやすくなるのです。

◆うつになる体の3つの特徴②　頭蓋骨のゆがみ◆

うつの症状として「やる気が起きない」「記憶力・判断力・思考力の低下」というものがあります。この原因の一つとして**頭蓋骨がゆがんでいるためスムースに動かずに脳の機能が低下している**ということがあるのです。

頭蓋骨は23個の骨が立体パズルのように組み立てられているのですが、これらの骨は一般的に動かないと思われています。しかし1899年にウィリアム・サザーランドにより頭蓋骨は動いていることが発見されまし

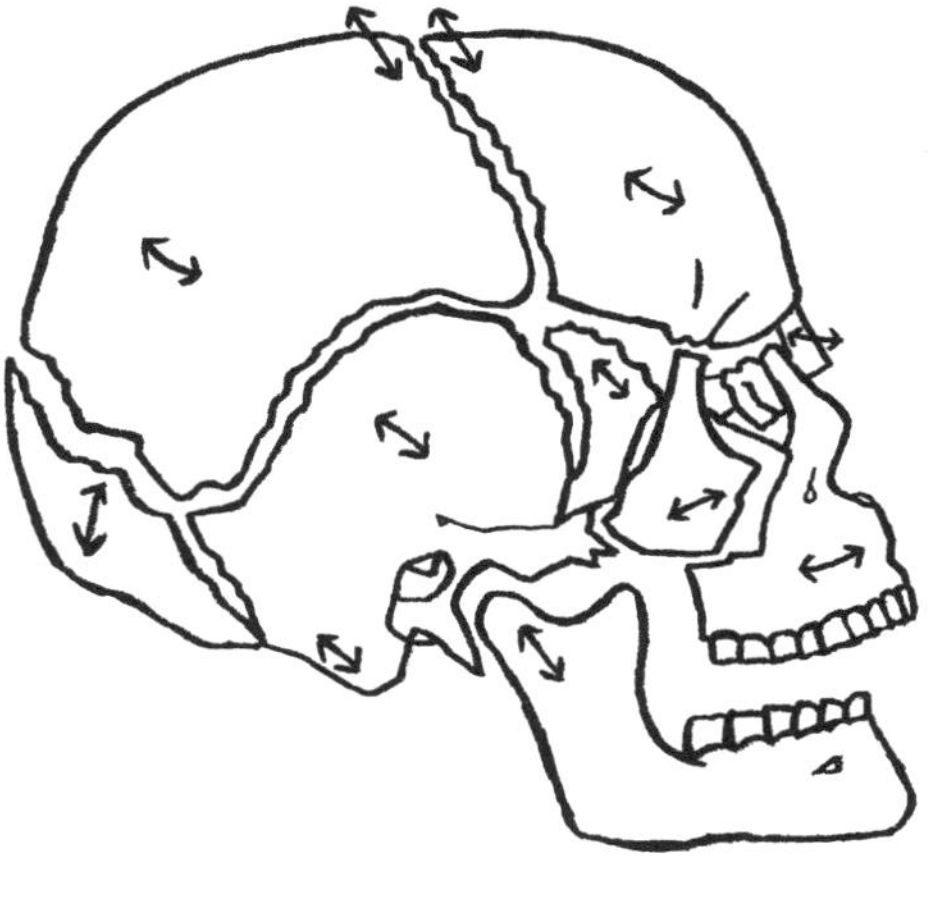

▲頭蓋骨は全てが微妙に動くとされている

た。頭蓋骨はまるで呼吸をしているかのように一分間に6〜12回のリズムでほんのちょっとだけ膨らんだり元に戻ったりを繰り返しているのです。

頭蓋骨が動くということは、私が日々行うオステオパシーという整体法では常識的な知識であり、古代のエジプト・ペルー・インドでは既に頭蓋骨の矯正法が行われていたという説もあります。

この頭蓋骨の動きはポンプのような動きで、脳脊髄液という液体を循環させています。脳脊髄液とは頭蓋骨と脳との間にある液体であり、この液体が循環しないと脳の機能が低下し、これが続くことでも、うつになりやすくなるのです。

◆うつになる体の3つの特徴③　背骨・骨盤がゆがんでいる◆

頭蓋骨は背骨の上に乗っていて、背骨は骨盤の上に乗っている骨です。

そのため、**骨盤や背骨がゆがむと、それに対応するように頭蓋骨まで**

ゆがむようになります。

私の経験では、うつの方のほとんどはこの体の３つの特徴があります。

① 筋肉の緊張
② 頭蓋骨のゆがみ
③ 骨盤や背骨のゆがみ

筋肉が緊張すると、骨がゆがみ、背骨や骨盤だけでなく頭蓋骨までゆがみます。
また骨がゆがんでいると、それに合わせて筋肉が縮もうとして緊張してしまうのです。つまり、うつになる体の３つの特徴は連動し合っているのです。

むずかしかったら
読み飛ばしちゃおう！

ちょっと専門的な知識①

●自律神経とは●

自律神経には「交感神経」と「副交感神経」という2つの神経があり、これらの神経がバランスよく働くことで我々は健康が保てるのです。

交感神経は脳や体を活発に動かしたり緊張したりする時に働きます。

副交感神経は脳や体を休ませたり、内臓を動かしたり、傷や病気を治したりする時に働きます。主に起きている時は交感神経が働き、眠っている時に副交感神経が働きます。風邪などはたくさん眠ると早く治りますが、**これは眠ることで副交感神経がたくさん働くから**なのです。この交感神経と副交感神経の働きのバランスが崩れることで自律神経失調症になり、悪化することでうつになっていくのです。つまり、自律神経が整えばうつは改善していくのです。健康で元気な人というのは、交感神経も副交感神経もよく働いている人のことなのですね。

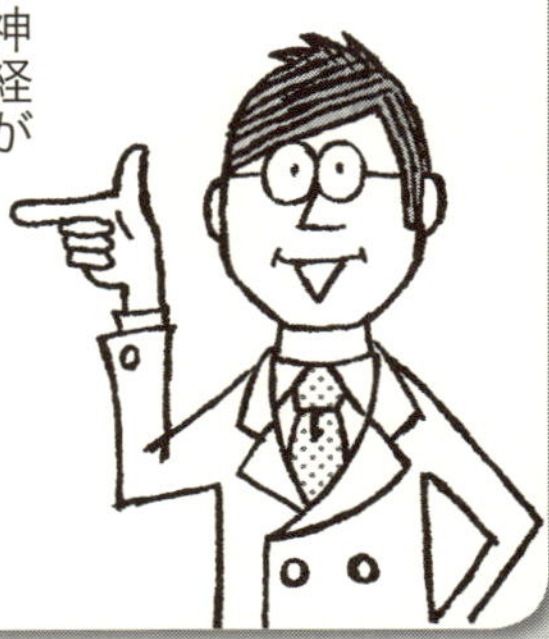

column 01

交感神経の働き（戦うか逃げるかを行うのに適した体にする）

心臓が早く動く。血管が収縮する。血圧を上げる。血糖値を上げる。呼吸が早くなる。内臓や皮膚に血液が行かなくなり、脳や筋肉に血液が行くようになる。筋肉を緊張させる。

副交感神経の働き（脳と体を休ませるために適した体にする）

心臓がゆっくり動く。血管を広げる。血圧が下がる。内臓に血液が行き内臓が動く。呼吸が大きくゆっくりになる。筋肉の緊張がゆるむ。

自律神経の特徴（説明は本文中で行います）

- **主人公が分からない**
- **時間の感覚がない**
- **妄想と現実の区別がつかない**

なぜうつになるのか

では次に「うつになる体の3つの特徴」があると、なぜうつになるのかをお伝えします。うつには「エネルギーが不足しているような疲労感」という症状がありますが、これはうつになる体の3つの特徴があることで起こります。

本来、エネルギーは必要な量が生産され、そして必要なところに循環し、最後に必要な量だけ使います。すると、再び必要な量が生産されるということが繰り返されます。つまりエネルギーは、生産↓循環↓消費（使う）↓生産という流れが繰り返されるようになっているのです。

これを「エネルギープロセス」といい、これが正常に行われないとエネルギー生産の不足、流れの不足、使うことの不足が起こり、生きるためのエネルギーが足りなくなってしまうのです。これが全てのうつの原因なのです。では、エネルギープロセスのそれぞれを詳しく説明していきます。

◆◆エネルギーの生産不足◆◆

うつの方は栄養素の不足・呼吸の不足・自律神経の乱れなどでエネルギーの生産が低下しています。必要な栄養素が不足していればエネルギーが生産されません。また、栄養素などは最終的には酸素を使ってエネルギーに変えられます。そのため、酸素が不足していてもエネルギーがうまく生産されません。そのため呼吸はとても重要です。

また、酸素や栄養素をエネルギーに変えるためには、自律神経がバランスよく働く必要があります。自律神経の働きが乱れるとエネルギー不足になりうつになるのです。

◆◆エネルギーの循環の不足◆◆

人間の体の各部には、生きるために個々で独自の働きをしています。心臓は心臓の働きをし、肝臓は肝臓の働きをしています。それ以外にも、体のスミズミの小さな細胞単位でも独自の働きをしております。この小さな細胞にもエネルギーが循環しなければその細胞は働けなくなってしまうのです。するとその影響は体全体へと広がります。うつとはこの状態がひどくなった状態ともいえます。

◆エネルギーを使うことの不足◆

エネルギーは、適度な量を使うことが必要であり、使う量が不足してもエネルギー不足になります。体を動かさないということはエネルギーを使っていないということであり、エネルギーが生産されなくなります。その結果、エネルギー不足になりやすくなります。もちろん、酷いうつの場合は最初に休む必要はありますが、休んでいるだけではなかなか治りきらないのです。そのため、**徐々に体を動かすことがうつを改善させる秘訣**なのです。

このように、**うつはエネルギープロセスが機能しないために（生産の不足・流れの不足・使うことの不足）エネルギーが使えない状態にある**ということなのですね。

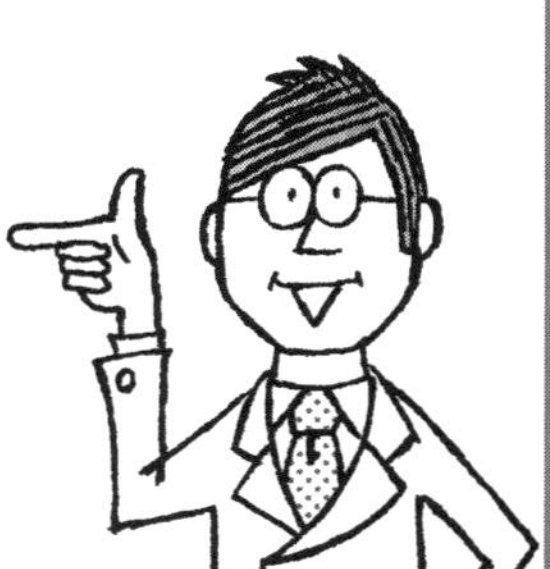

ちょっと専門的な知識②

●エネルギーってなに?●

本書ではエネルギーを、次の3つのものだと考えます。

①血液・リンパ液・脳脊髄液などで、酸素・栄養素・老廃物・熱などを体内で循環させる物質的なもの

②神経伝達という現象的なもの（感じる神経や体を動かす神経が電気信号として流れること）

③その人自身の意識的なもの（意識しているところにはエネルギーが生まれたり流れたりする）

例えば足の冷えなどは、①足に血液が流れていない、②足に神経伝達がうまくいっていない、③足に自分自身の意識が行っていない。これらのどれかまたは全ての状態にあり足にエネルギーが流れていない状態です。

なぜ心や性格ではなく、体から治すのか？

ここまでお読みいただければ、なぜうつは心や性格ではなく体から治す必要があるのかが、なんとなくお分かり頂けたと思います。

では、なぜ先に体から治す方がいいのでしょうか。

それは……**人はみんな体調が悪いと機嫌が悪くなるから**です。

あなたも疲れていたり、お腹が痛い時など、体調が悪い時には普段は笑って許せることも、怒りたくなったり落ち込んだりしませんか？

これは体調が悪いからであって、その人の心が狭いとか性格が悪いとかではないのです。**つまり問題は「体」にある**のです。

実はこのことは脳のしくみでも説明できます。

脳は**新皮質・辺縁系・脳幹**の３つに分けることができます。

この３つの脳は次のように、「性格を担当している脳」「心を担当している脳」「体を担当している脳」に分かれています。

新皮質＝性格
辺縁系＝心
脳幹＝体

そしてこの3つの脳には次のように優先順位があるのです。

1 脳幹＝体
2 辺縁系＝心
3 新皮質＝性格（頭）

「脳幹」は生命の維持に必要な

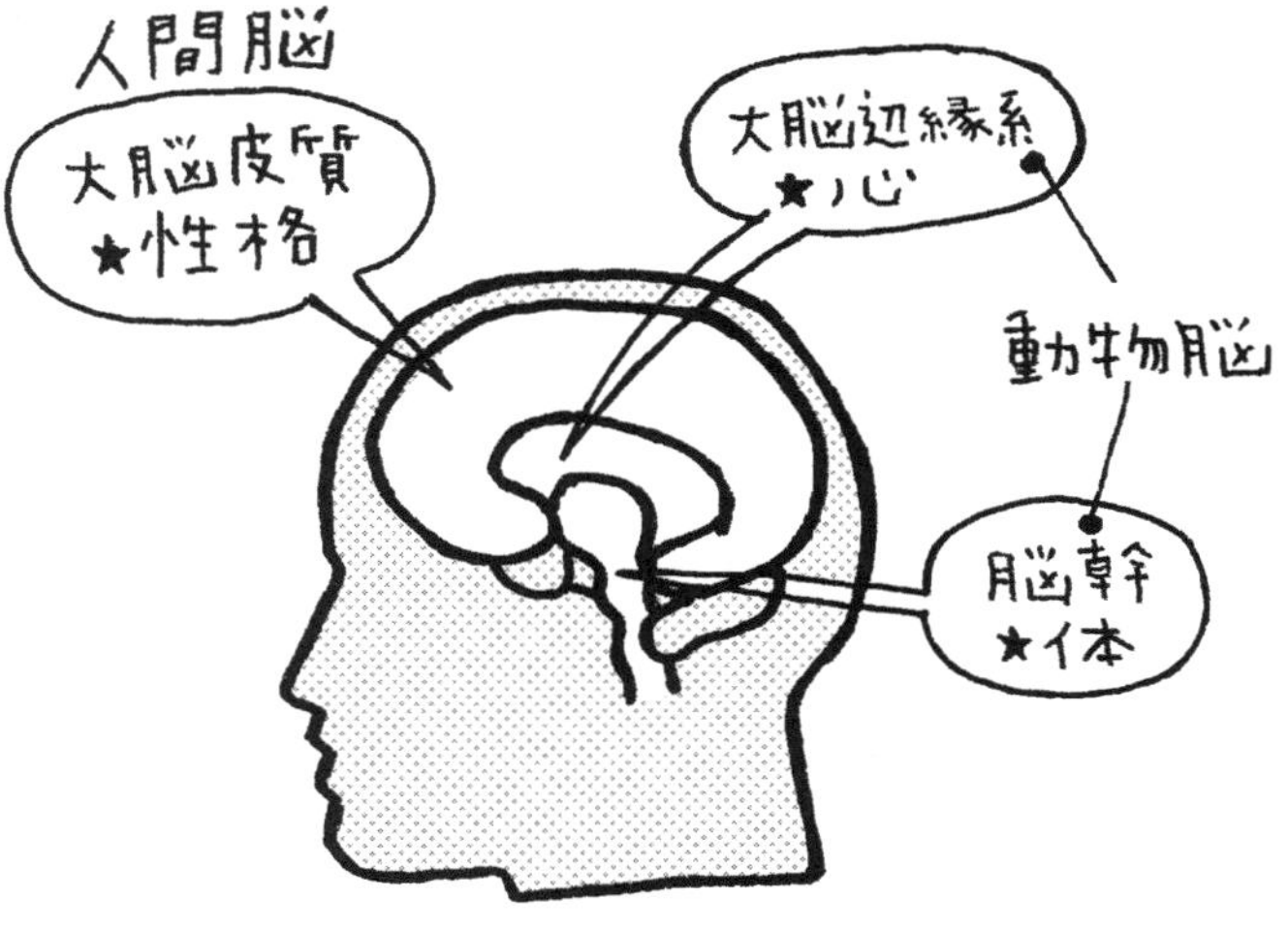

▲「脳」のしくみ

重要な部分をコントロールしています。これは無意識的な体の中の動きです。例えば心臓を動かしたり、呼吸をしたり、体温や血圧などをコントロールして、生命の維持に欠かせない働きをしています。

この無意識に体をコントロールしているのが「自律神経」であり、**脳幹は自律神経の司令塔ですので、辺縁系や新皮質に比べて優先される脳**なのです。

「辺縁系」は感情と記憶に関係しています。目の前で起きていることが、自分にとって心地いいことか不快なことかを過去の記憶と照らし合わせます。そしてさまざまな出来事に対応するためのエネルギーの元になる「感情」が湧いてくるところでもあります。つまり、**辺縁系は心に関係している**のです。

「新皮質」は物事を考えたり理性を働かせたりする脳です。

自分の中のルールを決め、それを守ろうとする脳です。つまり、**性格は新皮質が作っている**のです。短気の人は何事も早くやらなければならないというルールが自分の中にあり、自分の意見を言えない人は「意見を言ってはいけない」というルールが新皮質にあるのです。

極端にいいますと、新皮質が働かなくても、脳幹が働いていれば、人はある程度の期間は生きていけます（植物状態ですが……）。

しかし、脳幹が働かなかったら呼吸もできないし心臓も動かなくなるので、すぐに死んでしまいます。

ですから人は新皮質よりも脳幹からの情報を優先するようにできているのです。そのため、**たとえ心や性格がいい状態であっても、生きていくために一番重要な脳幹、つまり「体」がうつになりやすい状態でしたらうつになってしまう確率が増えるの**です。

例えば、**目線が水平から5度以上低くなる姿勢を長時間続けていると、全身のホルモンをコントロールしている下垂体という脳の一部の血流が悪くなる**という研究結果があります。

うつの方は下を向いている方が多いですが、うつだから下を向いている場合もあれば、下を向いているためホルモンバランスが崩れてうつになっている場合もあるのです。

姿勢は主に脳幹がコントロールしているため、姿勢をこの状態のままで心や性格を改善させようとしても、**悪い姿勢のままでいると、良い姿勢をしている時よりもネガティブに考えたり、小さなことにクヨクヨしたりしやすくなる**のです。もちろん、これは姿勢の悪さだけではなく、背骨・骨盤・頭蓋骨のゆがみや筋肉の緊張なども含まれます。

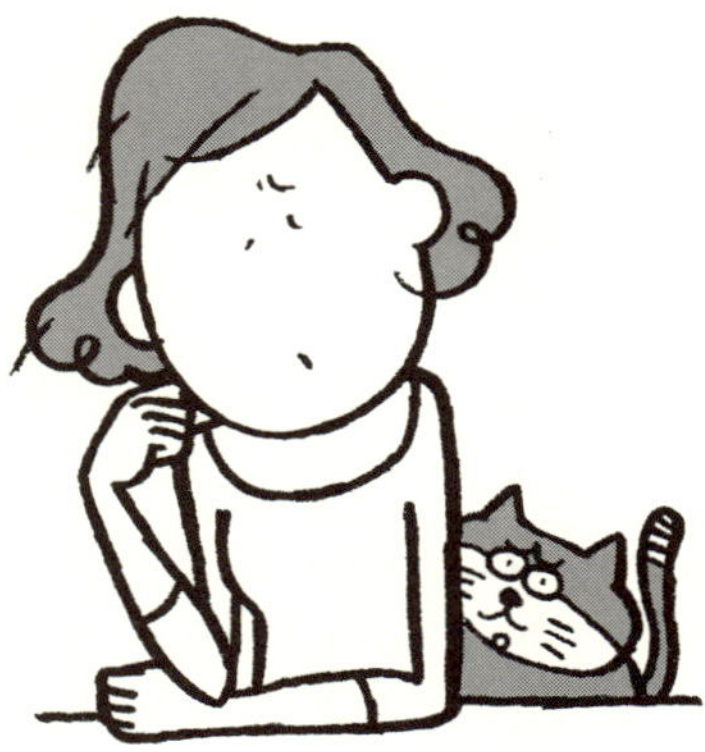

「だけど病は気からということもある」と思う方もいるでしょう。

もちろん、性格や心も体に影響を与えます。その代表的な例の一つにプラシーボ効果があります。薬ではないものを「非常によく効く薬」と思い込んで飲むと、薬じゃないのに症状が改善してしまうという現象です。

ある研究では最大70％もの効果があるとも言われており、心が体に影響を与える例としてよくあげられます。

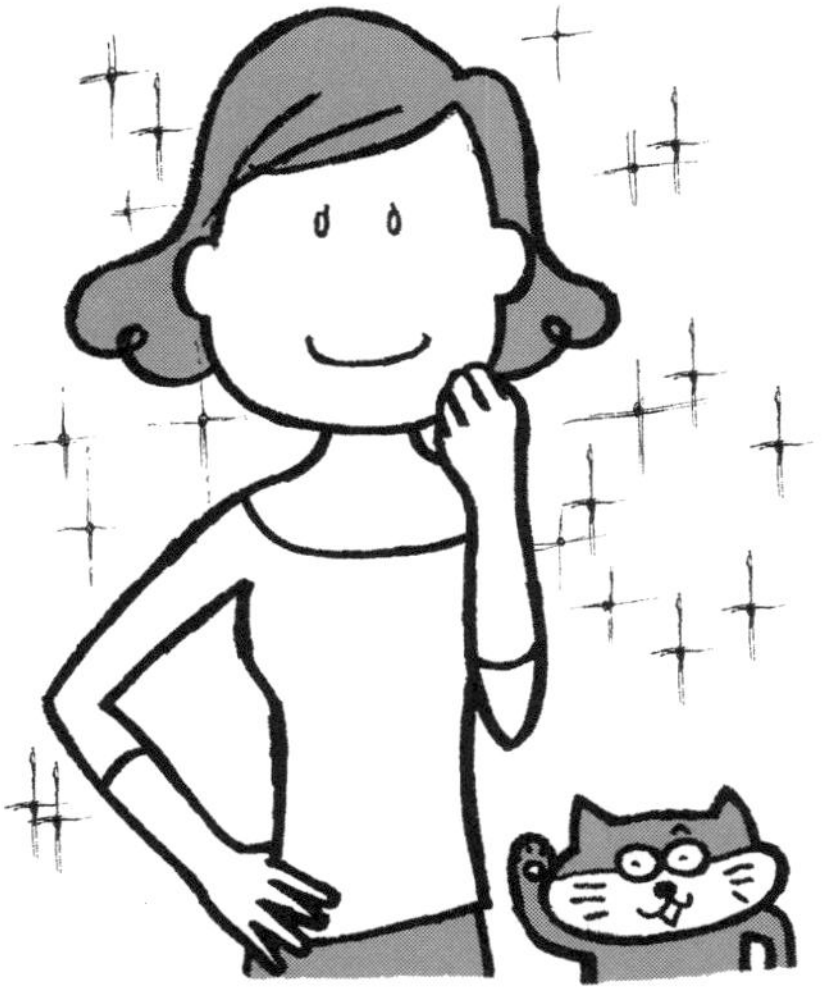

しかし重要なことは、**心よりも体が優先される**ということ。

いくらいい薬だと思い込んだとしても、それが致死量に達するほどの毒であるならばプラシーボ効果は効かず死んでしまうのです。

脳はこんな働きをしているよ

1.脳幹の働き
心臓・呼吸・血圧・体温・内臓などの 働きの調整・姿勢のコントロール
2.辺縁系の働き： **心の脳であり動物的な脳**
感情と記憶など心地いいことや不快を感じることや その識別する働き
3.新皮質の働き： **性格の脳であり人間的な脳**
性格・理性・知性・言語・理論などを作る働き

ネガティブになるのは生き残るため？

うつの方にはネガティブな方が多いです。しかし、ネガティブだからストレスを感じて体調が悪くなるということもありますが、逆に体調が悪いからネガティブになるということも多いのです。

いくらポジティブな性格な方でも、胃の強い痛みが一週間も続けば「ひょっとして胃ガンかもしれない？」とネガティブに考えることがあるのが普通です。

私の場合は、激しい動悸が続いた時に、心臓が突然止まるのではないかと本気で悩みました。その時お医者さんからは「不整脈があるぐらいで心臓はそう簡単には止まりません」と言われましたが、体の状態が悪かった私は「でも私の心臓は止まるのではないか」とネガティブに考え、しょっちゅう脈を計り不整脈がおきていないかチェックしていました。

つまり、体調が悪ければ誰でもネガティブになる傾向があるのです。実はこれ、野生動物として生き残るため、動物脳にインプットされている一つの能力なのです。例えば、シマウマがライオンから逃げるのに必要な距離が30メートルだとします。しかし体調が悪い時はいつもよりも逃げる速度が遅くなるため、逃げるための距離が60メートルに延びるとしましょう。するといつもよりもライオンに早く気付く必要があるため、自然と物事をネガティブに考えるようになります。そして、いつもなら気にならない60メートル先の草が風で動いたとしてもライオンが来たかもしれないとネガティブに考え、逃げる準備をしようとするのです。

このように、**体調が悪くなることでネガティブになるというのは、〝野生動物として身に付けていなければならない能力〟**なのです。そのため、いつもならストレスと感じないことでも体調が悪いとストレスと感じるようになりイライラすることも多くなるのです。また、疲れていると、余計なことや、くだらないことに不安を感じるようになりますが、これも同じ原理が働いています。つまり体が良くなると、過剰にネガティブになったり不安になったりすることがある程度防げるのですね。

うつは必要なものと考える

「うつになるのは、その人がうつになる必要があるから」

きっとこんなことをいうとビックリする人が多いのではないでしょうか。うつで困っている方は腹が立つ方さえいると思います。私もうつを患っていた時にこんなことを言われれば「何言ってんだ、バカじゃないか」と怒ったかもしれません。しかし体は常に我々に重要なことを伝えているのです。

うつはエネルギープロセスの機能が低下し、エネルギーが不足して起こります。エネルギーが不足したまま、エネルギーを使っていたらいつかは動けなくなってしまいます。うつの方は「今でも動けないよ」と思う方もいるでしょうが、心臓は確実に動いていますし、呼吸もしていますから横隔膜も動いています。その他にも生きる上で最低限な細胞レベルでの調整なども行っています。

体がだるく動けなくても、実は体の奥では小さな動きがたくさん行われているのです。

忘れがちですが、これらの動きにもエネルギーが必要です。

車がガソリンというエネルギーがなければ動かないように、体もエネルギーがなければ生きるための小さな動きもできなくなるのです。


うつは生きるためのエネルギーを残しておくため、これ以上頭や体を働かさないように、だるくさせてやる気をなくさせているのです。ですからうつは命のリミッターであり、うつにならなかったらエネルギーが

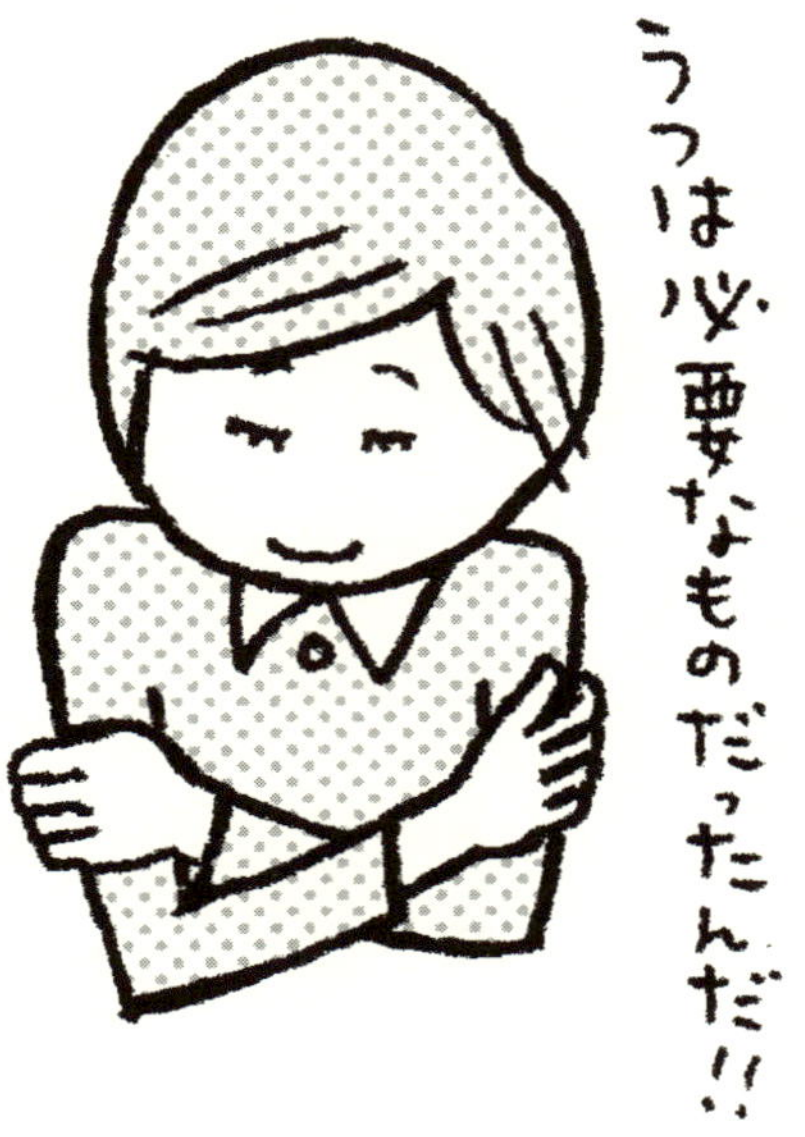

枯れてしまい死んでしまうのです。たとえ不快な症状であっても、実は脳幹によって、常に体に最適な状態を作ろうとしているのです。

うつになる順序

次に、どのようにうつになっていくかをお伝えいたします。

これを知ることで事前に酷いうつになることを防ぐことができます。

うつはストレスが原因というのは誰でも知っていると思います。しかし、ストレスがあるからと言って、突然うつになるケースは、大きな災害や事故などで被害を受けた時などに限られています。多くの場合、まずは体に症状が出て、次に心の症状が出てきます。

例えば最初に、**不眠や頭痛、食欲の低下やめまい・動悸や呼吸が苦しい、何となくだるいなどの体の症状が出ます。**この状態を**自律神経失調症**と言います。

自律神経失調症になっているのに有効な対策を打たないと、何となくやる気が起きない（▼でも、がんばればできる）、何となく物事が楽しくない（▼でも愛想笑いはできる）、重要なことなのにどうでもよくなる（▼けど、がんばっていろいろと考える）など心の症状が出始めます。これがうつの始まりです。

更に悪化すると、全くやる気がなくなり（▼がんばってもできない）、今まで楽しく感じていたものや関心があったものも全く楽しく感じず（▼愛想笑いもできない）、重要なことでさえも本当にどうでもよくなり全く関心がなくなってしまうのです。

やる気を出したり関心を持ったりするにはエネルギーが必要なため、バリバリ仕事をしていた方や、子育てをがんばっていた方も、エネルギーがなくなりうつになると、仕事や子育てに全く関心がなくなってしまうのです。

こうなる前に体の症状が出る方がほとんどなので、体の症状が出ている自律神経失調症の時に本書でお伝えしているような対策を行うことで、うつになりにくい体にす

「うつ」と「自律神経失調症」の症状

自律神経失調症…体の症状

↓

うつ…体の症状＋心の症状

自律神経失調症の症状
不眠症・頭痛・めまい・耳鳴り・食欲不振・持続的な便秘や下痢・疲労が抜けない・手足に力が入らないなど
うつの症状
やる気が出ない 今まで興味や関心があったものに興味や関心が湧かない

ることができます。

先ほどお伝えした私の経験でいえば、心臓がドキドキした段階でちゃんと対策をしていればうつにならなかったのです。

仕事もスキーもやる気がなくなったり興味がなくなったりしたのはこのためなのです。

また、既にうつの方でも体をうつになりにくい体にしていけば、うつも改善していくのです。

第2章

もし間違った常識のままだと、うつは悪化する

第2章 もし間違った常識のままだと、うつは悪化する

1章では間違ったことが「うつの常識」として語られているとお伝えしました。繰り返しになりますが、それは以下の3点になります。

うつの間違った3つの常識

- ●精神的ストレスがあるからうつになる
- ●うつは心に問題がある
- ●うつはイライラしたりくよくよしたりする性格に問題がある

これらが間違った常識であることはお伝えしましたので、次はこの常識を信じているとどうなるかをお伝えします。

◆◆精神的ストレスがあるからうつになると考えると……◆◆

精神的ストレスは、多くの場合、他人が関わっているためにあなた自身がストレスを少なくしようとしてもなかなかうまくできないものです。例えば、今あなたが精神的ストレスと感じている方は誰でしょうか。

多くの場合、それは家族、恋人、仕事や学校、またはその他の重要な関係で関わりを絶てない方であることが多いでしょう。そしてその方は、あなたよりも立場が上であったり、もしくはあなたの思う通りにならない相手だったりすることが多いのではないでしょうか。

そうだとすると、「精神的ストレスがあるからうつになる。だから精神的ストレスを減らそう」と考えても何の対策も取れなくなってしまいます。すると、どうにもならない追い詰められた気持ちになりますし、人によっては絶望感さえ感じてしまい、うつが酷くなってしまいます。

そこで「他人を変えようとせずに自分が変わる」というようなことを頭で学んだりします。しかし、先ほども言ったように、新皮質よりも脳幹が優先されるので、自分が変わろうと「頭」で考えても「体」がその状態になっていないと自分を変えることは難しいのです。

精神的ストレスを受けると、体はそれに反応します。反応した体をそのままにしておいて考え方（頭）だけ変えようと思ってもなかなかできることではありません。そのため、**精神的ストレスがあるからうつになると考えるのではなく、精神的ストレスを受けた時に、感情を出さないからうつになると考えることが重要**です。

ではここで、理解を深めるために人間のストレス反応についてお伝えします。

◆◆人間のストレス反応◆◆

人間に限らず、動物はストレスを「生命の危機」と無意識に捉えています。そのため、ストレスに抵抗しようと無意識でいろいろな反応を起こします。

例えば心臓がドキドキしたり、体が熱くなったり汗が出たり、呼吸が浅くなったりがこの反応に当たります。これらは自律神経がストレスに抵抗しようとしているのです。

脳はストレスを生命の危機と捉えますので、ストレスを感じている時に何もしなかったら死んでしまうと考えます。そのために自律神経はストレスに抵抗できるように交感神経を働かせて脳や体を動かしやすいようにします。

実は、この時に重要な役割をするのが感情なのです。

例えばサバンナにいる動物たちを思い浮かべて下さい。

ライオンが水牛の群れを襲うとします。

水牛たちは一斉に逃げだしますが、ある水牛の子供がケガをしていてうまく走れな

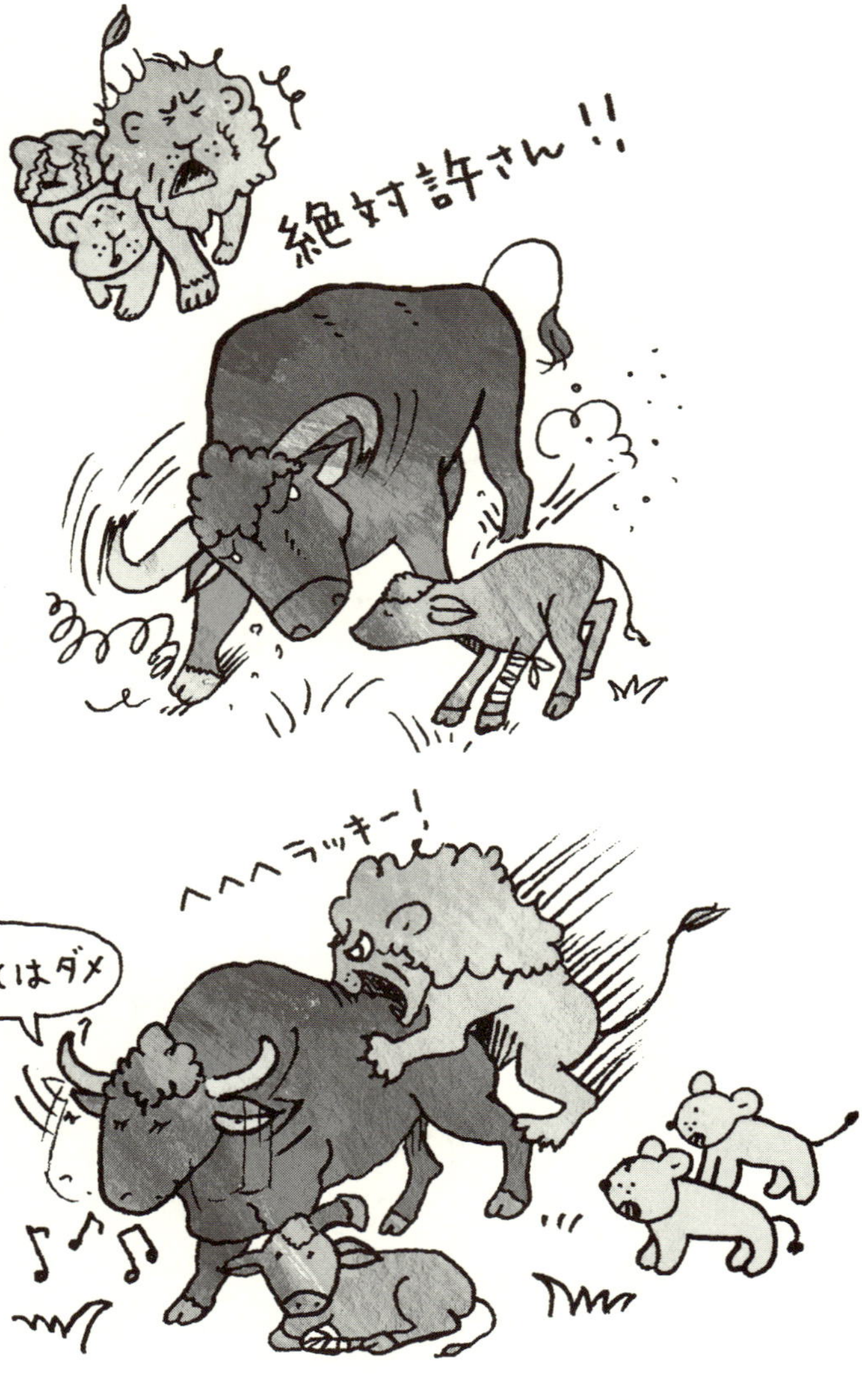

▲「怒り」は大切な存在を守るために湧いてくるエネルギー

かったとします。捕まえやすいのでライオンは子供の水牛を標的にします。するとお母さん水牛は角をライオンに向けて子供を守ろうとします。この時のお母さん水牛は「怒り」という感情を持っているのは誰でも想像がつくと思います。

「怒り」とは、自分や自分の大事な存在に危害を加えようとする者、あるいは危害を加えるかもしれないという者に対して、それらを守るために湧いてくるエネルギーなのです。

お母さん水牛は角を振り回し生き残るためにライオンに抵抗しますが、普通に角を振り回しているよりも、怒りのエネルギーで角を振り回している方がとても強く感じます。ライオンでさえそう簡単には近づけません。つまり、我々から自然と湧いてくる「感情」とは、この時の水牛と同じように、自分のために必要なエネルギーなのです。

◆ストレス感情を解放させないから
うつになると考える◆

では、次に水牛ではなく、あなた自身のことについて話を移していきましょう。
あなたは仕事や学校や家庭などで、誰かからストレスを受けた時、水牛がライオンに向かって怒り狂って角を振り回すように、怒りを相手にぶつけたことはあるでしょうか。

野生動物は、生き残りのために怒りのエネルギーを行動に移しますが、私たち人間社会では、そのように怒りをあらわにすることはほとんどできません。

なぜなら、怒りをあらわにしていたら社会生活がうまくいかないからです。そのため、怒りにまかせて行動するような方はほとんどおらず、多くの方が我慢をしています。暴力的と思える人でさえ、多くの場合、その人なりに社会に適応しようと思い、感情を抑えて我慢をしているのです。

しかし！　実はこの「我慢」がうつになる原因になるのです。

うつになる一つの原因として「感情を出さない」というものがあるのです。

「そうはいっても我慢せずに感情を出せば問題はもっと大きくなるじゃないか」と思う方もいるでしょう。

確かにその通りですが、**ただ感情を出せばいいというものではなく、どのように出すかがとても重要になるのです。**

このことについては、3章でお伝えしますが、ここで理解してほしいことは、**精神的なストレスがあるからうつになるのではなく、ストレスを受けた時に感情を我慢して外に出さないのでうつになるということ**です。

人間社会では、感情的になることは良いとは思われず、冷静にものを判断する人が評価されます。そのため、湧いてきた感情を抑え込むことが多くなります。

これはプライベートでも起こります。例えば好きな人がいた場合、その人に嫌われたくないがために、怒りや悲しみの感情を抑えて無理に笑顔でいる方も少なくありません。この場合、好きな人と会っているのに非常に疲れることもあります。

第1章でお伝えしたように、感情を抑え込むためには筋肉が緊張します。これが持続すると体にゆがみが発生します。例えば表情筋の持続的な緊張は顔のゆがみの原因になり、あごがゆがみやすいので顎関節症になることも多いです。また、感情の抑え込みが多ければ多いほど、筋肉の緊張は広範囲に広がり深い筋肉（インナーマッスル）まで広がります。

深い筋肉は関節を安定させるための筋肉ですので、そこが緊張するということは関節が硬くなり、骨のゆがみが固定化します。すると簡単にはゆがみが治らない体になるのです。なかなか治らない肩こりや腰痛の方は感情を出すことを我慢していることが多く、肩や腰の筋肉を長期間緊張させているのです。更に長期間感情を我慢していると無意識的に我慢するため、自分では我慢しているとは思っていないことさえあるのです。

私が患者さんと接していて**「私にはストレスが何もない」という患者さんほど、ストレスが根深く症状の改善が遅い**こともよくあるのです。

うつには**「エネルギーが不足しているような疲労感」という症状**がありますが、これは**感情を抑え込むために筋肉を緊張させることに多くのエネルギーが浪費されていることでも起こる**のです。

先ほど感情は「生き残るためのエネルギー」だとお伝えしましたが、感情が湧いたその時点で、活動エネルギーが体に湧き出てきます。例えば、怒りを感じるとカーっと赤くなったり体温が上がったりします。これは体に怒りのエネルギーが出てきた証拠なのです。

本来はそれと一緒に何らかの筋肉運動が行われエネルギーを使われます。

先ほどの水牛が唸り声を発しながら角を振り回すように、怒りの感情には必ず声を出すことと筋肉運動が行われます。

実は感情を我慢するときに筋肉を硬く緊張させるのは、この声や筋肉運動を抑え込むためなのです。

人間社会でいうと、相手に暴言を吐いたり殴ったりする筋肉運動を筋肉が緊張してそうさせないように抑え込んでいるのです。このとき、感情のエネルギーとは別のエネルギーが使われるのです。

体の中には抑え込んだ感情を入れる壺のようなものがあり、抑え込んだ感情は、この壺の中に入れられると思って下さい。壺にはふたがしてあり感情が出ないようになっていますが、感情を抑え込み続けると壺の中は感情であふれてきてしまいます。それでも我々は人間社会で生きていくために感情を壺に押し込み、しっかりとふたをして生活しています。

仮に壺に溜まった感情エネルギーが１０００だとします。

この感情エネルギーは、本来は壺の外に出るはずのエネルギーです。そのため、１０００のエネルギーで外に出ようとします。ですからそれを抑え込むためには、壺のふたを１０００以上の力で抑えこまなければなりません。そうしないとひょんなことで感情が出てきてしまいます。

あなたもひょんなことで感情が出てしまったことがあるかと思います。

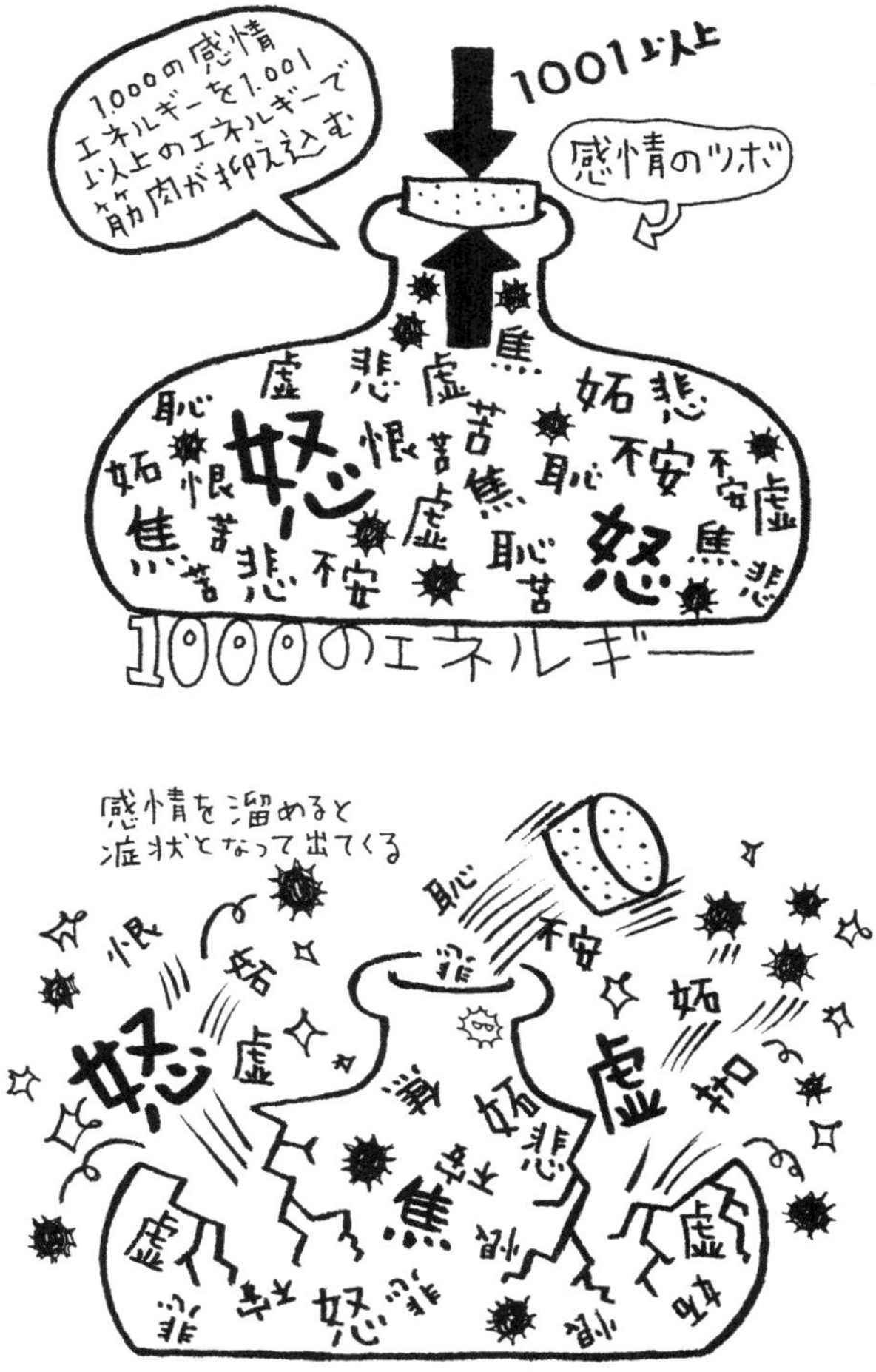
1,000の感情エネルギーを1,001以上のエネルギーで筋肉が抑え込む
1001以上
感情のツボ
1000のエネルギー
感情を溜めると症状となって出てくる

▲感情エネルギーの爆発!

これはふたが一瞬開いてしまい怒りや悲しみの感情エネルギーが出てしまったのです。そうならないために、日ごろから壺のふたを１００１以上のエネルギーで抑え込まなければならないのです。すると、感情は簡単には出てきません。しかし、壺の中に溜めこんだ感情エネルギーの１０００と、ふたを抑え込むエネルギーの１００１以上を合わせて２００１以上のエネルギーを使うことになるのです。

感情を出せば１０００のエネルギーで済むはずが我慢することにより倍のエネルギーが使われるのです。我慢していると疲れるのはこういうことなのです。これがエネルギーの浪費です。

そして疲れが出てエネルギーが不足すると、少しずつふたを抑える力が弱くなり感情が漏れていきます。自分からふたを開け、感情エネルギーを解放するのではなく、抑える力が弱くなり内側からの力に耐えきれずに（我慢できずに）ふたが開いて感情が出た場合、結果として社会的にマイナスになることが多いです。例えば大事な人との関係が壊れたり、あるいは暴行など犯罪行為をしたりしてしまう場合さえあるでしょう。

また、漏れ出る感情エネルギーが体の症状として出てくる場合もあります。これを身体化と言います。

原因不明な病気、不治の病や治りにくい病、自己免疫疾患やアレルギー、そしてガンなどもこの感情エネルギーの抑え込みと関連していると私は考えています。更に、漏れ出る感情エネルギーは症状ではなく行動に出てしまう方もおります。これを行動化と言います。

自殺や自傷、万引きなどの犯罪行為、薬物やアルコールへの物質依存、不登校、異常な性的行動、買い物やギャンブルなどの行為依存、最近ではインターネット依存など、自分にとってプラスにならない異常な行動や過剰な行動として出てくる場合が多いです。

また、スポーツや仕事など一見して自分にとってプラスと思える行動の時もありますが、感情を解消させるために依存的になることもあります。スポーツや仕事に限りませんが、過剰になるとケガや病気などの健康問題や、家庭内の問題に発展する場合もあります。

健康のために始めたジョギングが過剰な行動となり、膝が痛くても走らないと気が済まないと感じたり、家族が病気の時でさえ「走らないと気分が悪い」と家族そっちのけでジョギングをしてしまったりする方もいます。また、働きすぎはがんや心臓や脳の血管障害、糖尿病などのもととなりますし、家族との関係に問題を起こす場合も多いです。

つまり、壺のふたが溜め込んだ感情の力で内側から開いてしまうと、自分ではコントロールできないほどのエネルギーが出てきてしまうために、症状はもちろんのこと行動さえも自分でコントロールができなくなってしまうのです。そのため、普段から自らの意思で蓋を開け、感情エネルギーを外に出す必要があるのです。逆に、完璧に蓋を閉めるほど意思が強い方は更に問題が大きくなる場合があります。

感情を完璧に抑え続けると、いつかは湧いて出てくる感情エネルギーの圧力に壺が耐えられずに爆発して一気に噴き出してしまうのです。

この爆発がどのような形になるかは人それぞれです。

症状としてはそうとう酷い症状が短期間で出てくることがあります。

また異常行動の場合は、とんでもないほどの破滅的行動や破壊的行動に出てしまい、それが犯罪行為であることも少なくありません。

つまり、多くの場合うつは精神的ストレスがあるからうつになるのではなく、精神的ストレスを受けた時の感情エネルギーを外に出さないためにうつになるのです。

重要なのは安全な場で自らの意図で壺のふたを開け、感情エネルギーを解放させることなのです。この方法は4章でお伝えいたします。

◆うつは心の問題と考えてしまうと……◆

では次に「うつは心の問題」と考えるどうなるのかをお伝えします。

心という言葉は抽象的ですので、ここでは分かりやすく「感情そのものや感情を感じるところ」と定義してお話しします。

本書では、うつの原因は筋肉の緊張・背骨や骨盤や頭蓋骨のゆがみと捉えています。うつの原因は、怒りや悲しみなどを感じる心ではありませんし、怒りや悲しみそのものが問題なわけではありません。

先ほどお伝えした通り、感情はあなたが生き残るために自然に湧いてくるものです。自分の中に怒りを感じることに自己嫌悪を覚えたり、悲しく感じたりすることを否定的に捉える方も多いですが、感情はあなたの体を最適な状態にするために湧いて出てくるようになっているのです。

先ほどの水牛の例でいえば、怒りの感情が湧いてくるのは、自分や自分の大事な存在を守るためです。また、悲しみという感情は、自分を癒し回復させるための感情です。

つまり**どんな感情でもマイナスなものはなく、生命という観点からいえば怒りも悲しみも生き残るためのプラスの感情**なのです。

私の患者さんやメールマガジンの読者の中には「悪い感情は持ってはいけないといわれた」という方がけっこうおられます。それは宗教的な教えであったり、スピリチュアル的、自己啓発的な教えであったりすることが多いです。どのような教えなのか私自身は直接聞いていませんので分かりませんが、患者さんたちがいうことをまとめると……。

「マイナスな感情はマイナスの出来事を呼び込む。そのためいつも笑顔でいること。イライラしても悲しくてもそれを表に出してはいけない」というようなものでした。

この考え方でうつが改善しているのならばそれはそれでいいのですが、改善しない場合は感情を抑えこみすぎるのでうつが改善しないと考えていいでしょう。

確かに、マイナスな感情を抑え込み、ムリヤリ笑顔でいることで少し楽しくなることもあるでしょう。しかし、この方法には限界があることも知っておく必要があります。

我々人間は、**人間である前に動物である**ということを忘れてはいけません。

人間が生きる上で欠かせない自律神経（体）は動物的な脳である脳幹から発生し、感情は動物的脳である大脳辺縁系で生まれます。そのため、どこかで動物的な行動をしなければ人間は動物としての正常な機能が働かなくなるのです。

この動物としての正常な機能が働かないのが自律神経失調症であり、うつの入口なのです。

動物としての正常な機能とは、心臓を動かしたり呼吸をしたり、ものを見たり音を聞いたり、平衡感覚や食欲を感じたり眠ったり、また生殖行動を行うなどです。

動物的な働きである感情を抑え込むと、動物的な働きをコントロールする能力も抑え込まれてしまいます。

すると、心臓がドキドキしたり、呼吸が苦しくなったり、物がよく見えなかったり、やたらとまぶしく感じたり、耳が聞こえにくくなったり、耳鳴りがしたり、めまいがしたり、食欲がなかったり、眠れなくなったり、生殖行動に不具合（男女ともの不妊症）が出てくるのです。

また、症状すら感じないという人は、自分が健康であると勘違いし、突然病気になるケースもあります。

器官	異常な動物的な働き
心臓	不規則な拍動 不整脈
呼吸器	息苦しい呼吸
目	物が見にくい まぶしく感じる
耳	音が聞こえにくい 耳鳴りがする
口	口が開けにくい 味が分かりにくい
胃腸	食欲がない、 または過剰 下痢や便秘
生殖器	ED・生理不順・ 生理痛 男女ともに不妊症
筋肉	けいれん 硬縮（固まって縮こまる） 弛緩（緊張がない）
神経	感じられない 力が入らない

人間も、前述の水牛と同じように、**感情は必要だから湧いてきており、全てあなたにとってプラスのものです。怒りも悲しみもあなたに必要だから起きている**のです。

怒りや悲しみなど、感情が湧いてくる心に問題があるのではありません。**感情を出す状況と、出さない状況の選択ができていないことが問題**なのです。

感情を出さない方は、いつでもどこでも出さないためにストレスを感じ、感情を出す方は、そこらじゅうで出すことで人間関係が悪くなりストレスを感じる。

感情を出さないことが大人と思われていますが、本当の大人は「感情を出すべき状況と出してはいけない状況の選択がきちんとできる人」のことをいいます。そして、感情を出していい環境（人間関係も含め）を自らの手で作っていける人なのです。うつにならない人はこのような人たちなのです。

◆うつは性格の問題と考えてしまうと……◆

〝言いたいことを我慢してしまう〟〝完璧を求めてしまう〟〝白黒つけないと気がすまない〟〝何でもネガティブに考えてしまう〟〝すぐに不安になってしまう〟など、うつは「性格」に問題があるという考え方があります。

確かにうつになりやすい性格傾向はありますが、うつは性格が問題と考えると改善しにくくなります。

そもそも性格とは、その人が幼少期において最も快適に過ごすために身につけた生き方です。つまり、自分自身を守る防衛システムと言えるでしょう。

幼少期の環境は人それぞれですが、たとえ**最悪な環境であっても性格という防衛システムが働くことで一番負担のない状況にしている**のです。しかし性格が問題になる多くの場合、幼少期と状況が違う今でも、その頃に築いた防衛システムを使ってしまうことなのです。

例えば、自分の意見を言わずになんでも我慢してしまう性格の方は、親に「我慢しなさい」と必要以上にいわれていたのかもしれません。

子供の頃に親から頻繁に「子供は黙ってなさい」と叱られ続ければ「しゃべって怒られるよりも我慢してしゃべらない方が快適だ」と感じるようになります。すると、無意識に自分の意見をいわずに無口な性格になっていく場合があります。もちろん親に反発して、おしゃべりになる方もおりますが、それも反発する方が快適だと自分自身で無意識に選択していたのです。

つまり性格とは、主に家庭、そして学校や地域社会などの社会的な環境に適応し、できるだけ最適に過ごせるようにあなたが「努力した結果」なのです。

「うつは性格に問題がある」と考えると、幼少期に自分が行ってきた努力を否定することになるということです。自己否定も大きなうつの原因となりますので、性格に問題があると考えることはうつを改善しにくくさせているのです。

あなたが覚えているどうかは分かりませんが、どんな性格であれ、現在の性格は、自分を守る最適な防衛システムだったのだと認めてあげることです。そして、それは多大な努力のもとで獲得しており、あなた自身がその努力したことに対して「一人でよくがんばってきた」と自分自身をねぎらう必要があるのです。

問題は性格以外のふるまいができないということであり、その性格そのものが問題なのではないのです。

感情とは自己表現であり、自分を大切にするもの

感情は生き残るためのエネルギーとお伝えしましたが、このエネルギーは使わなければ体の中にどんどん溜まっていきます。体の中にはエネルギーを生む中心的な場所があり、そこから体の中に感情エネルギーを出して行くとイメージして下さい。そしてその感情エネルギーを使うか溜めこむかに分かれます。

感情エネルギーを使う場合は筋肉をいろいろと動かします。

使わない場合、筋肉を動かさずに硬く緊張させ続けます。

普通に社会生活を送っていれば我慢することも多いですから、うつの人でなくてもどこかで感情エネルギーを解放しなければ体の中にどんどん溜まっていきます。

感情エネルギーが体の中に溜まりすぎると、外に出ようとしていろいろな症状となって表れてきます。

なぜ、感情は体の外に出ようとするのでしょうか。

それは、感情が生き残るためには表現されるべきものだからです。

先ほどの水牛は、生き残るために「自分は怒っているんだ」ということをライオンに向けて表現しました。

これが**感情表現であり、感情を解放させる方法**なのです。

ところで水牛は表現方法として角を使っていますが、感情の解放には表現方法が重要な要素になります。

例えば人気のグループミュージシャンが方向性の違いで解散する時があります。ファンからすると残念に思いますし、ビジネス的にいうと曲が売れているしもったいないと思うかもしれません。本人たちも人間的脳だけで考えれば人気もあるし経済的にも潤いますからそのままでいいと思うかもしれません。

しかし**方向性が違うということは感情表現の方法が異なるため、動物脳が非常に違和感を覚えるのです。**

先ほどからお伝えしている通り、感情を出す、つまり感情を表現することは「生き残るための行為」なのです。

逆にいうと、**「生きている」と感じられるのは、感情を自分らしく表現しているから**だとも言えます。

人は感情を自分らしく表現していないと、人生の所々で「自分の人生はなんだったのだろうか」と感じるようになってしまうのです。

これが続くと生きていることに意欲がなくなり、うつになりやすくなります。

水牛に「シマウマのように後ろ足でライオンを蹴り上げろ」と言われても、水牛としては得意の角で怒りを表現したいと思うものです。それが「自分らしい」ということでもあり、生存確率も一番高い方法であり、「生きている」と感じられることなのです。

うつの方には自己尊重感がない方が多いですが、**感情を適切に表現できないということは自分自身を守らず自分を粗末にする行為であり、自然と自己尊重感が持てなくなってしまう**のです。

「感情」と「自律神経」の関係

ここでは感情と自律神経の関係についてお話しいたします。これを知ることで、なぜ落ち込みや悲しみや怒りなどの感情が必要なのかがより理解でき、あなたのうつを改善させる手掛かりとなるでしょう。

まずは、今までお伝えした感情と自律神経についてまとめてみます。

〈感情〉

- 感情は生き残るために表現することが重要であり、生きるためのエネルギーである。
- 感情表現には通常、筋肉運動や声がともなう。
- 感情は自然と湧いてくるものであり、湧いてこないようにはできない。
- **どんな感情でも自分を大切に守るためのものであり、ポジティブなものである。**
- 感情を出さないように我慢する時には筋肉が緊張する。

〈自律神経〉

●自律神経には「交感神経」と「副交感神経」とがある。

●交感神経は「脳」と「体」を活発に働かす神経であり、副交感神経は脳と体を休ませ回復させる神経である。

●一日の中で交感神経と副交感神経は交互に働く。

実は、感情と自律神経の働きは常にセットになっているのです。

怒り、イライラ、憤り、恨み、やる気、歓喜などの感情は交感神経が働きます。

そして、悲しみ、さみしさ、落ち込み、懐かしみ、安らぎ、感謝などの感情は副交感神経が働きます。

代表的な感情である「怒り」と「悲しみ」で分けると、怒りは交感神経が働き、悲しみは副交感神経が働くのです。

感情は生きるためのエネルギーであると何度となくお伝えしておりますが、**感情**

は自律神経を動かすのに必要なエネルギーなのです。

生きていくその瞬間瞬間で、交感神経の働きが必要な時には怒り・歓喜・やる気などの感情が湧き、副交感神経の働きが必要な時には悲しみ・落ち込み・安らぎなどの感情が湧いてくるのです。

実は、元気な方は交感神経も副交感神経もよく働きます。つまり、**感情と自律神経をセットで考えると、元気な人は怒りも出せるし悲しみも出せる人**なのです。

一見ネガティブな感情と思える「怒り」という感情も、表現することで交感神経を鍛えることができるのです。そして「悲しみや落ち込み」という感情も表現することで副交感神経を鍛えることができるのです。

交感神経の働きは、やる気や意欲・意志・決断力・継続力・断る力につながり、副交感神経の働きは、優しさ・ゆるす力・世話をする力・良好な関係を作る力・人の良い点を見つける力、愛を感じる力につながるのです。

うつの症状に、「やる気が出ない」というものがありますが、これは普段から怒りなど交感神経を働かせる感情を抑え込んでしまい、十分に表現していないために交感神経が働けないことで起こるのです。

その逆に**「不安でリラックスできない」という方は、十分に悲しみやさみしさを表現できていないために副交感神経が働けず、愛を感じられていないのです。愛を感じられなければ、不安になり、リラックスできません。**

怒りを十分に表現すればやる気も出てくるし、悲しみを十分に表現すれば安心してリラックスできるようになるのです。

うつの方はやる気も出ないし、不安な方が多いです。つまり、交感神経も副交感神経も働きが低下しているのです。

また、交感神経は怒りのエネルギーであり、外に向くエネルギーです。そのためスポーツや仕事など具体的な行動のエネルギーになります。逆に副交感神経は悲しみのエネルギーであり内に向くエネルギーです。そのため自分自身の体や心を癒し、回復するためのエネルギーになるのです。

「自律神経失調症」と「感情」の症状

交感神経と連動する感情

怒り・イライラ・憤り・妬み・恨み・恐れ・
不安・歓喜・楽しい

↓

やる気・意欲・決断力・継続力・断る力

副交感神経と連動する感情

悲しみ・さみしさ・落ち込み・懐かしみ・
安らぎ・感謝・リラックス

↓

優しさ・ゆるす力・世話をする力・
愛を感じる力・良好な関係を作る力

しかし「そんなに怒りは感じない」「そんなに悲しいと感じない」という方もいると思います。そのような方はその感情を抑えつけるあまり、その感情を無意識に感じないようにしている可能性があります。

感情はエネルギーですので、感じてしまうとそれを抑えるのに筋肉の収縮という努力が必要になります。

最初は、感情を抑えつけることを意識的にがんばるので疲れますが、感情を感じなくなれば意識的に抑えつける必要がなくなります。しかし、無意識で感情を感じながら無意識で抑えているので、自分では感じていないだけでエネルギーはどんどん減っているのです。

また、**感情を感じないようにするということは「喜び」や「幸せ」といった感情も感じなくなってしまうのです。**このような状態は解離(かいり)という状態で「生きている」という実感を得られなくなってしまうのです。

感情と自律神経の関係からいうと**怒りを感じやすい方は交感神経タイプで、悲し**

みを感じやすい方は副交感神経タイプです。

詳しくは後ほどお伝えしますが、自律神経のどちらか片方が働きにくい状態は自律神経失調症であり、悪化することでうつになります。逆にいうと、うつの方は自律神経の働きが弱いため自律神経を強くする必要があるのです。そのためには感情がとても重要になるのです。

◆◆感情エネルギーを使うことで自律神経は強くなる超回復の原則◆◆

もし病気やけがで3か月間全く歩くことができなかったら、その人はどうなるでしょうか。通常ならば歩くことができなくなりますよね。

逆に普段から歩いていれば、疲れずに歩ける距離や時間が長くなっていきます。これを**「超回復の原則」**といいます。

例えば30分歩くのがやっとの方がいるとします。そのような方は、30分歩いたら1

日休養し、回復させて次の日また30分歩きます。これを繰り返すことで30分歩くことはあまり負荷に感じなくなりますので、40分、50分と歩く時間を増やすことができます。

実は自律神経や感情もこの超回復と同じです。

歩かない人が歩く力がなくなってくるように、怒りを出さない人は怒りを出す能力がなくなっていくのです。そのため、怒りと連動する交感神経の働きも低くなっていくのです。すると、脳や体が活発に動くことができずにやる気もなかなか起こりません。こうしてうつになっていくのです。

この例を起立性調節障害（立ちくらみ）や手足に力が入りにくいといった具体的な症状を使ってご説明します。

座っている状態や、寝ている状態から立つことで脳の高さが高くなります。そのため、血液をより高い位置に運ばなければならないので、自律神経は交感神経を働かせて血管を収縮させるとともに心臓を強く働かせて血圧を上げます。これを一瞬のうちに行うことで、脳の高さが急に高くなっても脳に血液を送り続けられるので、通常は立ちくらみは起こらないのです。

起立性調節障害の方はこれができないのです。

血圧を上げるのは交感神経の働きなのですが、日頃から怒りを抑え込んでいると、怒りに連動する交感神経の働きが弱くなり、血圧を急に上げられないのです。

うつになる前にこの起立性調節障害の症状が出る人は少なくありません。

また、手足に力が入りにくいといった症状が出る方も多いですが、手足に力を入れるのも交感神経の働きです（力を抜くのは副交感神経）。これも立ちくらみと同様に怒りを出さずに交感神経を働かせないと手足に力を入れる能力が落ちてしまうのです。酷くなると脳からの指令が筋肉に届くことさえできなくなってしまい、自力で歩けなくなる方もいます。

このような状態ではやる気が出なくて当然というところでしょう。

そして、悲しみの感情を出さない人は、悲しみを出す能力が低くなっています。そのため、悲しみという感情と連動する副交感神経の働きが弱まります。すると安心してリラックスすることができなくなったり、十分休んでいるのに超回復が行われずに疲労が抜けなかったりします。当然この状態が続けば不眠症にもなります。

実は、「幸せ」を感じるのも副交感神経のため、悲しめない人は幸せも感じられないのです。副交感神経は安心を感じる神経ですので、悲しまないということは安心感も得られなくなるのです。

交感神経と副交感神経の両方の働きが悪い方もいます。

そのような方は、**「怒っちゃいけない」「泣いてはいけない」「感情を出してはいけない」と、怒りも悲しみも日頃から強く抑え込んでいるのです。すると交感神経も副交感神経も働けなくなります。これでは生きるエネルギーが少なくなって当然であり、うつになっても何ら不思議ではありません。**

同じストレスを受けてもうつになる人とならない人の違い

うつになる人と、ならない人の違いを分かりやすく説明するために、神経生理学者であるスティーブン・ポージェスが提唱する多重迷走神経理論をご紹介します。

この理論をひと言でいうと、ストレスの反応はストレスの大きさにより3段階に分かれており、交感神経や副交感神経がそれぞれ対応するというものです。

多くの方は「ストレス＝悪いもの」と考えがちですが、適度のストレスは心も

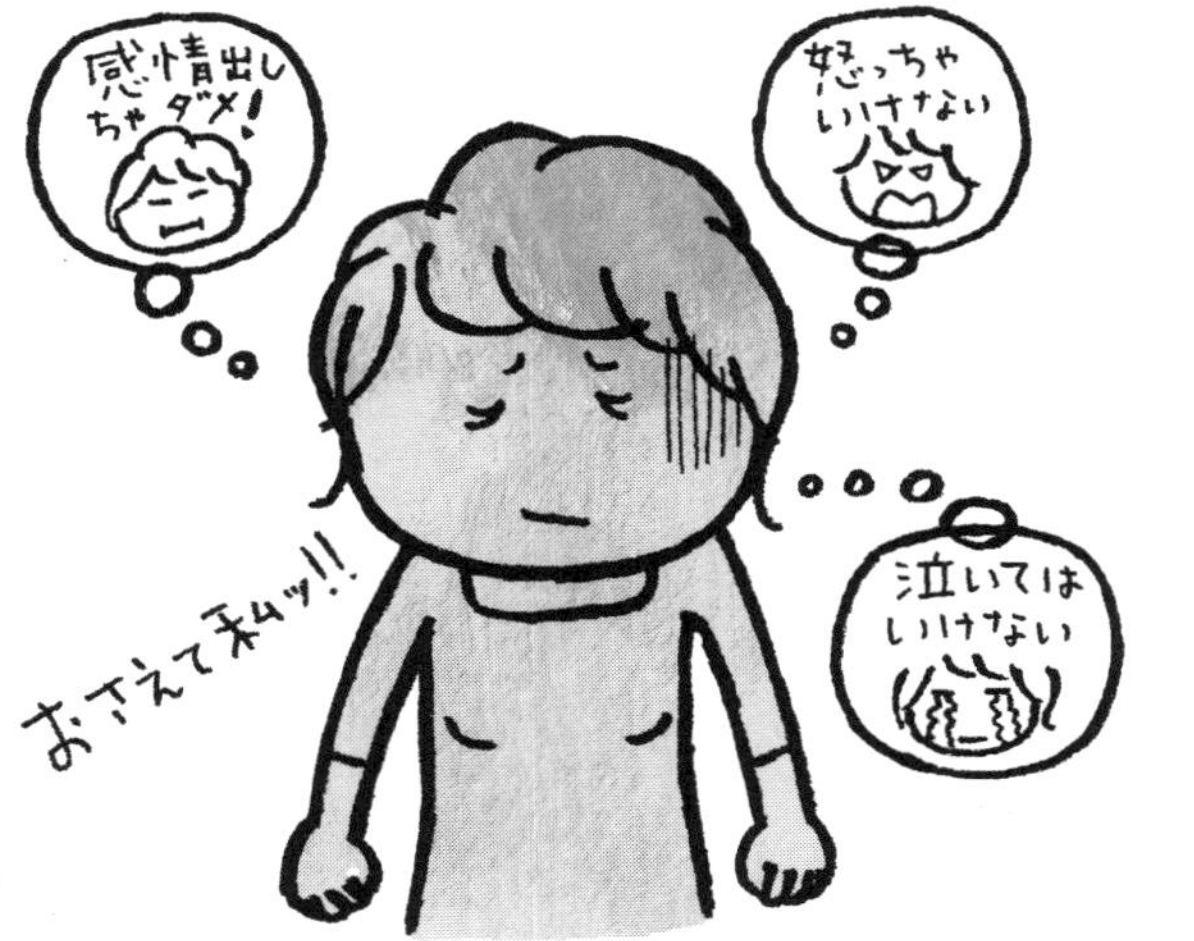
感情出しちゃダメ!
怒っちゃいけない
泣いてはいけない
おさえて私ッ!!

体もそして自律神経も強くしてくれます。

交感神経はその場のストレスを乗り越えるために非常に重要な働きをします。先ほどお伝えしました水牛も、交感神経のエネルギーを使ってライオンを追い払い子供を守るのです。そしてそのストレスで受けた心や体へのダメージは副交感神経で回復させるのです。しかしどんなに交感神経を使っても乗り越えられない強大なストレスもあります。

先ほどの水牛の例でいうと、ライオンとの戦いに敗れてライオンに倒される時がこれにあたります。この時、水牛のストレスはかなり高くなります。なにせ自分の死が確実なものになっているのですからね。このとき、水牛は凍りつくように動かなくなります。これをフリーズ（凍りつき）といいます。乗り越えられないほどのストレスの場合、動物はフリーズといい、凍りついたように動けなくなってしまうのです。

人間でも車に轢かれそうになったときに立ちすくんだり、命に危険がせまるような思いをした時に、一瞬体が動けなくなったりしてフリーズ状態になります。

また、極度にびっくりした時に思考が働かなかったり、記憶がなくなったり簡単な受け答えもできなくなったり、体が固まった感じがする方もいるでしょう。これもフリーズ状態です。

これは自分では取り扱えない強大なストレスのために、頭も心も体も、全てが動かなくなってしまう動物的な反応です。頭が動かなくなれば思考や記憶ができなくなり、心が動かなくなると感情が湧かずに感情エネルギーが生まれません。また、体が動かなければ何も感じなくなり何も行動できなくなります。

実は生物は許容を超えたストレスが加わると、フリーズして仮死状態になって生き残るようにプログラムされているのです。

これは人間だけではなく進化の過程の前の爬虫類や昆虫、更にもっと前の菌の時代からも備わっている能力です。

例えば、ある種類の菌は、フリーズするときには芽胞というバリアを形成します。水分や栄養がない、あるいは温度などの環境が生存に適さない場合、芽胞を形成してそのバリアの中でひたすらに生存に適す環境になるまで長期間待ち続けるのです。

この時、できるだけエネルギーを使わないようにフリーズするのです。

「死んだふり」をする生物は多いですが、これはフリーズ領域に入り危険が過ぎ去るまで待つことで危険を回避しているのです。

生物の危険回避の進化の過程をお伝えすると、最初にこのフリーズする能力が身に付き、次に交感神経の働きである「戦うか逃げるか」という能力が身に付き、そして最後に副交感神経の働きである「良好な関係を作る」という能力が身に付いてきたのです。

ではこれらを含めて、ストレスの大きさとストレス反応についてまとめてみます。

ストレス反応を**ストレスの大きさ・自律神経・感情・自律神経の働き**の4つの項目で示します。

①ストレス小　**〈副交感神経〉**　**〈感情〉**悲しみ・落ち込み等
〈働き〉良好な関係を作る

←

②ストレス大　**〈交感神経〉**　**〈感情〉**怒り・イライラ等
〈働き〉戦うか逃げるか

←

③ストレス強大　**〈特殊な副交感神経〉**　**〈感情〉**感じない
〈働き〉フリーズ

そしてこの順番をご覧になったら95ページのAさんのグラフをご覧下さい。

このグラフは、心身ともに健康的なAさんのストレスに対する、自律神経の反応を表したものです。縦軸がストレスの大きさを示し、横軸は出来事をX・Y・Zの3つに分けています。左の欄はストレス領域と自律神経・感情・思考・行動の特徴が書かれています。

例えばグラフの〝ストレス小〟の部分を見て下さい。

Xという出来事はAさんにとってはとても小さなストレスと感じる出来事です。そのためAさんはこのストレスを副交感神経で対処しようとします。

一般的には、ストレスを受けている時は交感神経が働くと言われていますが、我々人間は小さなストレスの場合は副交感神経を働かせて対処します。

これは哺乳類独自の能力ですが、人間は特にこの能力が優れています。小さなストレスを受けた時は副交感神経が働き「良好な関係を作る」という行動を行うことで、ストレスを乗り越えようとします。

例えば仕事でほんの軽いうっかりミスをしたとします。

この場合、そんなに真剣に謝ることはなく、笑って謝ることがあります。謝られた方も笑って返す程度のことです。この時、ストレスによる緊張感などは特に感じることはありません。感情としては安心しており緊張や興奮は感じない状態です。たとえ

［ストレスの大きさとその反応の関係図］
心身ともに健康的なAさんの場合

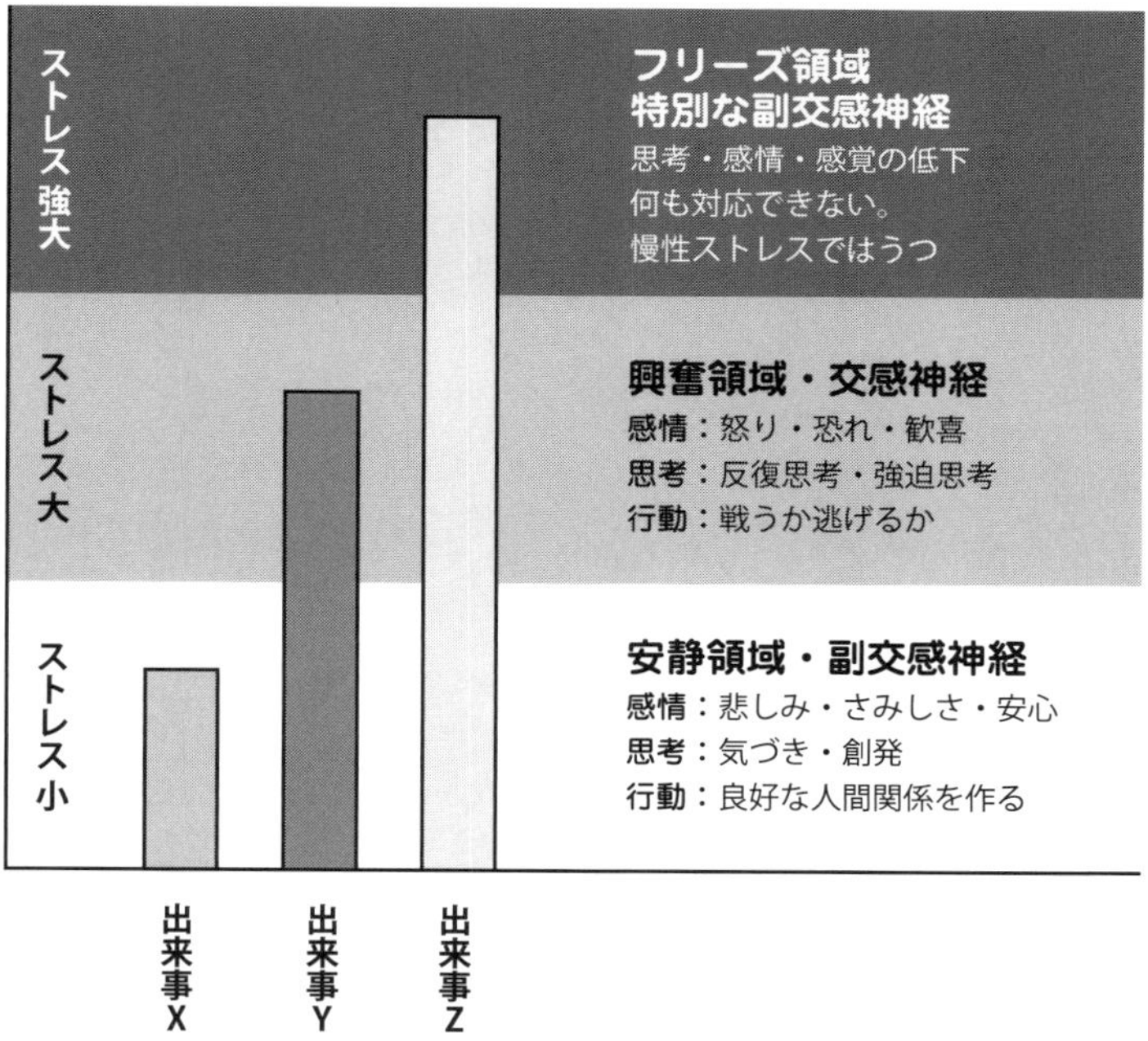

感じたとしてもかなり小さなもので、交感神経はほとんど働くことはありません。

一方、グラフの出来事YはAさんにとって大きなストレスです。そのため、興奮して交感神経が働きストレスに対処しようとします。例えば、仕事で大きなミスをしたとします。

大きなストレスは交感神経が働きますので、「戦うか逃げるか」のどちらかの行動を選択することになります。ミスした自分自身に怒りを感じ自分を攻撃したり、他人のせいにして他人を攻撃したり、あるいはイヤになって逃げたくなるかもしれません。

そしてグラフの出来事Zは、Aさんにとって強大なストレスのためフリーズ（凍りつき）を起こします。

例えば、大きな事件や事故、災害に直面したり、大切な人を突然なくしたり、ショックな出来事が起きた時がこれに当たります。

先ほどお伝えしたように、人は、自分が取り扱えるストレスの大きさを超えると頭も心も体も全て機能が著しく落ちてしまい、思考も感情も感覚もほとんどなくなります。ですから、悲しい出来事でもフリーズ領域に達するほどの強大なストレスでは涙さえ出てこないということがあります。また、頭がまっ白になり対策なども考えられなくなりますから、ストレス反応としては呆然として何も対応しない（できない）という対応方法を取ります。

ひどい時は倒れたり気を失ったりもします。これは特殊な副交感神経が働きます。実は副交感神経は二種類あり、小さなストレスの時に働く副交感神経と、強大なストレスに働く副交感神経があると考えると分かりやすいでしょう。

このグラフは一つのストレスを受けた時の自律神経の反応を示しておりますが、慢性的なストレスでもほぼ同じ反応をします。つまり、うつの方は積もり積もったストレスでストレスが強大になり、自律神経が対応できずにフリーズ領域になっているのです。そのため、重度のうつは思考も感情も感覚も非常に低下して何の行動もできなくなるのです。

◆怒りを出さないと、うつになりやすくなる理由◆

Aさんは自律神経の働きが正常でしたが、次はうつになりやすい2つのパターンのグラフを見ていきましょう。

まずは1つ目のパターンです。

先ほどから感情を出さないと、それに関連する自律神経が働かなくなるとお伝えしました。つまり怒りを出さなければ交感神経が働けなくなります。

これはストレスに対して交感神経の働ける領域が狭くなるということを意味します。

これを図にすると左ページのBさんのグラフ①になります。

Bさんは普段から怒りを我慢するため、交感神経が働ける領域が狭くなっています。

そのため交感神経で対応するストレスの領域も狭くなります。

すると先ほどと同じYという出来事に対して、Bさんはフリーズを起こし、固まってしまうのです。

[ストレスの大きさとその反応の関係図]
交感神経の働きの領域が狭いBさんの場合①

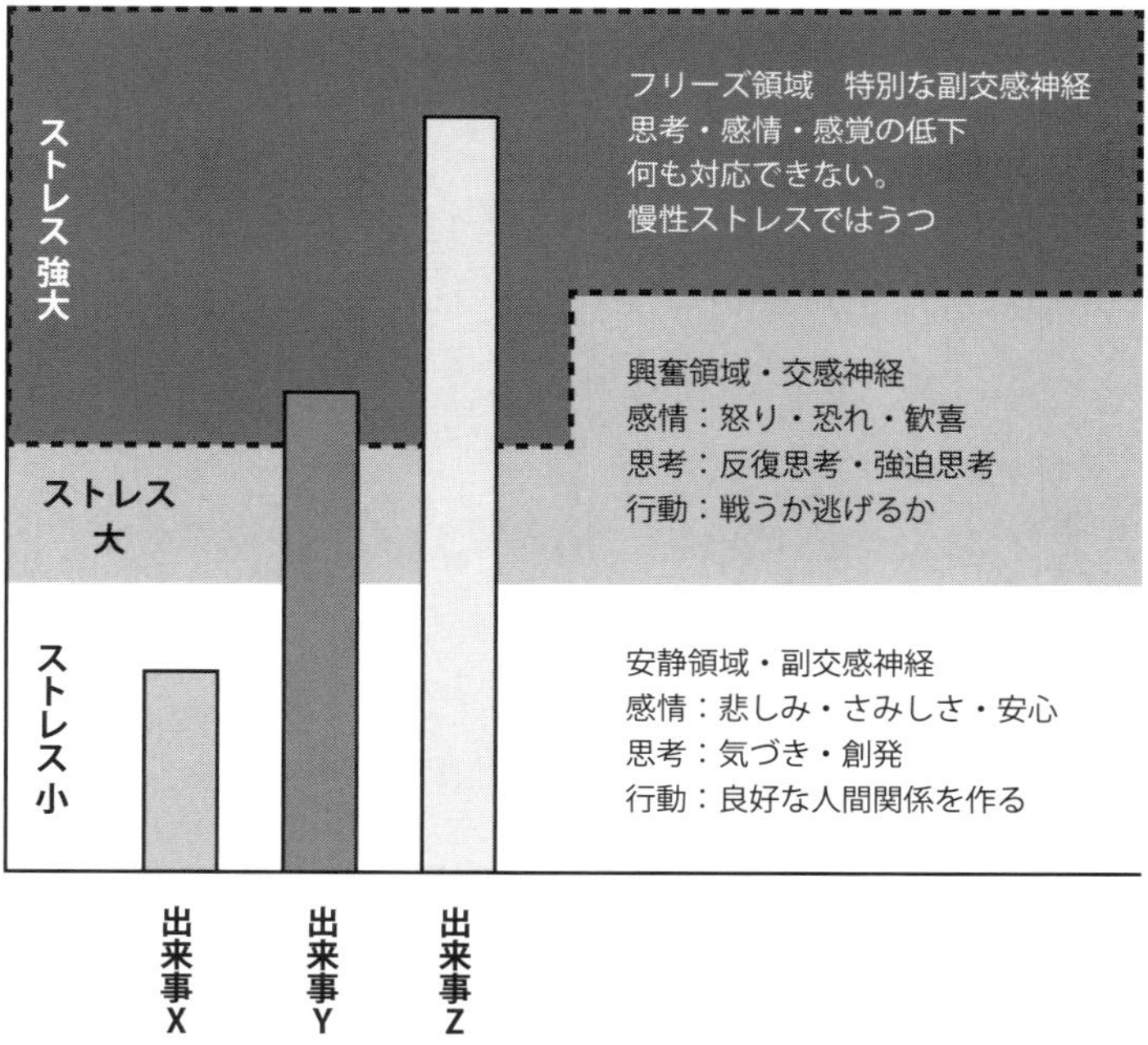

通常の人なら、怒りやイライラを感じる程度のストレスに対して、フリーズしてしまい、頭が真っ白になったり、心も体も動けなかったりします。するといろいろと困ることがあります。

例えば仕事で大きなミスをした場合、通常ならば興奮し交感神経が働きます。それと同時に感情エネルギーが生まれますので、そのエネルギーを使い、ミスを挽回する行動をとることが可能です。しかしフリーズしてしまうと思考も働かず、挽回しようというやる気も起こらず、体も固まったり力が入らなくなったりして動けなくなってしまうのです。

このような状態では、様々なストレスに対応できなくなってしまい、周りの人からの評価は落ちてしまいます。すると「自分はダメな人」と自己否定するようになってしまいます。

また、ちょっとした刺激的なこと（例えば叱られたり、事故や事件を目にする）でも、フリーズを起こしてしまいます。完璧なフリーズではなくても、軽いフリーズ状態になります。

思考が遅くなったり記憶力が低下したり、決断力もなくなり、体や心の動きが全て緩慢になったりします。

実はストレスに弱くてうつになるという方には、このように交感神経の働ける領域が狭くなっているタイプの人がいます。交感神経が働かないと決断力、継続力、断る力が低下しますので、周りに流されてしまいやすく、ストレスを自分で振り払うこともできなくなり、非常にうつになりやすい状態になるのです。

この状態が更に悪化すると、狭くなった交感神経の働ける領域が全体的に更に下がり、普通の人にはストレスにはならない出来事X（例えば、人とすれ違うことや人に見られること、あるいは大きな音や傷つく言葉など）でさえ強大なストレスと感じてしまい、102ページのBさんのグラフ②のように、フリーズしてしまうのです。

こうなると、不安から外出ができなくなる方がほとんどです。

［ストレスの大きさとその反応の関係図］

交感神経の働きの領域が狭いBさんの場合②

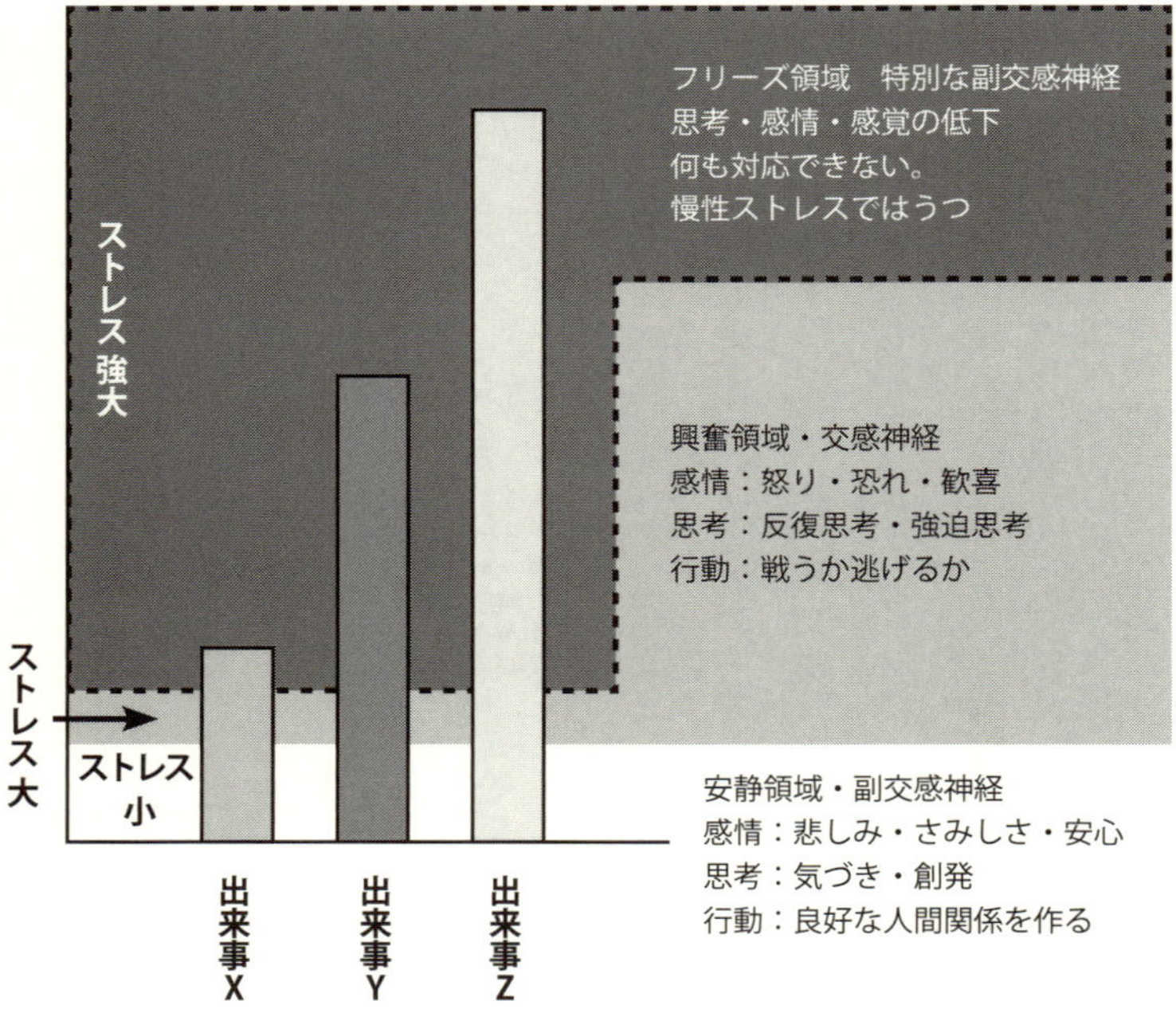

◆◆悲しみや寂しさを感じないと孤独感を覚える◆◆

では逆に、怒りではなく悲しみや寂しさ、落ち込みなどの感情を出さずに頑張る人はどうなるのでしょうか。それが105ページのCさんグラフ①です。

悲しみや落ち込みは副交感神経の働きと連動します。そのため、**悲しみや落ち込みの感情を出さないと副交感神経の働く領域が下がります。**すると、Xのような出来事に関して、先ほどのAさんは話し合いなどをして人間関係を良好にすることで乗り越えようとしましたが、Cさんは無意識に「戦うか逃げるか」の反応で乗り越えようとしてしまうため、**怒りを感じやすい方はすぐに戦おうとしますし、逆に恐れを感じてしまう方は逃げたくなります。**

戦おうとする方は、周りとうまくやっていけずに孤立感などを覚え、更にストレスを感じることになります。中にはその怒りやイライラのエネルギーをうまく社会的なことに向けバリバリ仕事をしたり、スポーツを必死に行い上達したりする人もいます。

そのため社会的に認められることもあります。しかし副交感神経の働きが弱まっていますので、心から安らぎを感じて休んだりすることができずに、疲れを溜めやすい傾向にあります。若いうちは体がもちますが、年齢と共に体力が落ちてくると慢性的な疲労や不眠など、いろいろな自律神経症状が発症し、それが悪化することでうつになります。

重要なことは、副交感神経はリラックスしたり休んだりしたりするだけでなく、「人と良好な関係を作る」という能力を持っている神経であるということです。

実は副交感神経が働かない方は、人と良好な関係を作る能力が低下します。そのため、コミュニケーション能力が低くなり、誤解などをされやすく、人間関係でストレスを多く感じることになります。

自分自身がストレスを感じていない場合は、周りの人にストレスを与えている場合も少なくありません。

その場合、周りの人がうつになってしまいます。

この副交感神経の「良好な関係を作る」という社会的能力は、うつを治すのにとて

[ストレスの大きさとその反応の関係図]

副交感神経の働きの領域が狭いCさんの場合①

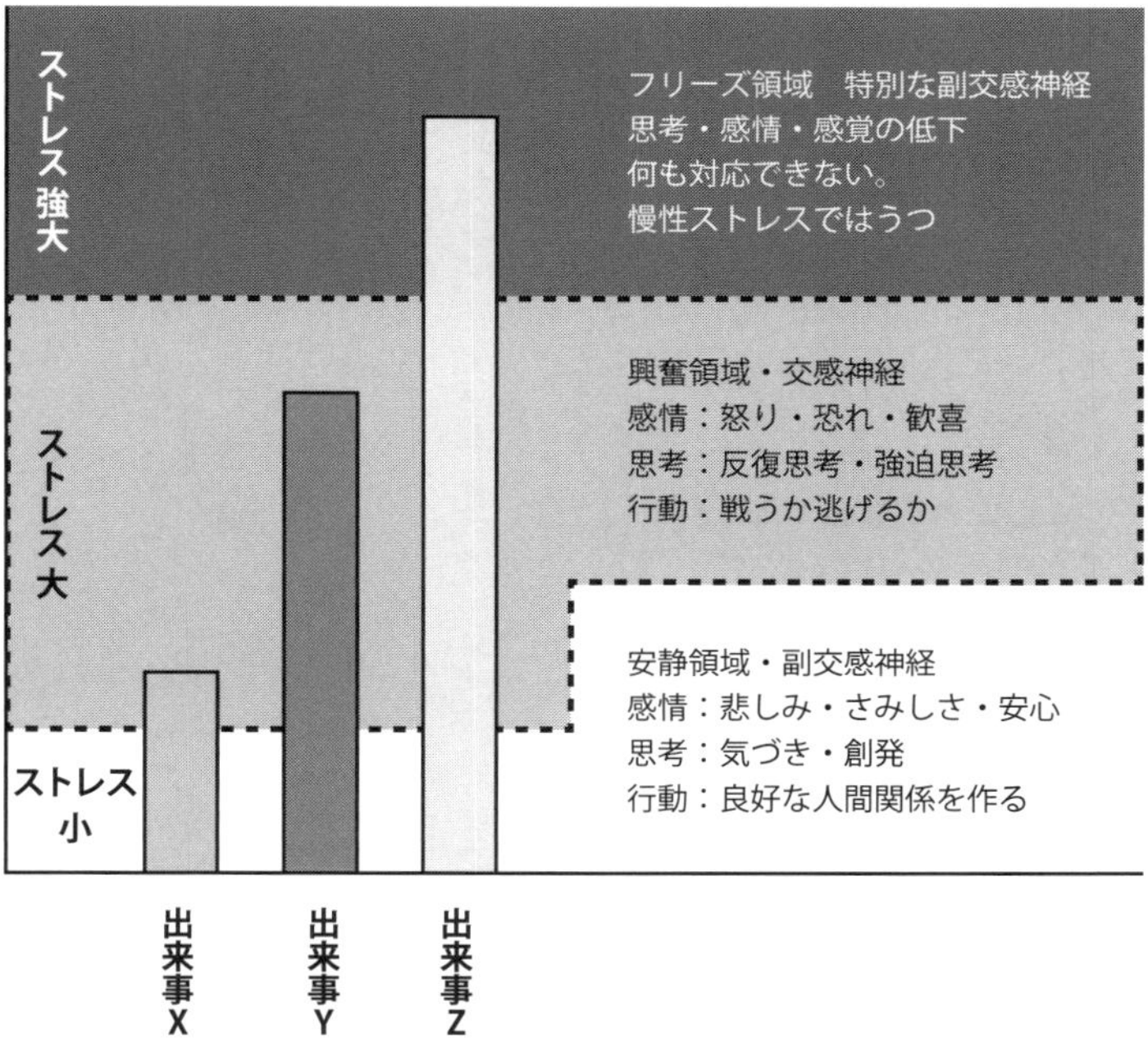

も重要な能力です。

実は人間には、この能力が生まれながらにして身についています。

赤ちゃんは何も教えていないのにかわいく微笑んだりかわいい声を出したりしますよね。そうすることで養育者から保護され世話をしてもらいやすくなります。

赤ちゃんは無力で、誰かの保護が必ず必要になるため、動物脳にこの社会的な能力の神経が副交感神経に初めからプログラムされているのです。こうして赤ちゃんは養育者と良好な関係を作るのです。

また、大人でも知らない人と目が合った時についニコッと笑顔になってしまう方がいますが、これは副交感神経の働きが高い人ほど無意識に行います。


交感神経が優位の方は知らない人と目が合うと「なに見てんだよ」と怒り出すかもしれませんし、逆に怖くなるかもしれません。つまり、通常なら笑顔の対応ですむような小さなストレスに対しても怒りや恐れの感情が出てきてしまうのです。すると副交感神経が更に働けなくなってしまうのです。

何よりも副交感神経が働くと、オキシトシンという幸せを感じるホルモンが出やすくなり、日頃から幸せを感じやすくなります。

逆に、Cさんのように交感神経が優位に働きすぎるとオキシトシンが出なくなり、幸せを感じにくくなります。

副交感神経の「良好な関係を作る」という関係と、オキシトシンの作用を合わせて考えると、一人か二人でも構わないので、良好な関係を作れる人がいれば、幸せを感じやすく、うつになりにくいのです。

また、副交感神経の感情である「悲しみ」が出せる人ほど副交感神経が活性化しているため、オキシトシンが出やすくなっています。そのため、悲しみをきちんと出せる人ほど幸せを感じられるようになるのです。

先ほどのBさんのような**副交感神経が優位の方は、人間関係で問題が起きても「戦うか逃げるか」という交感神経の働きではなく、まずは副交感神経の働きで乗**

［ストレスの大きさとその反応の関係図］

副交感神経の働きの領域が狭いＣさんの場合②

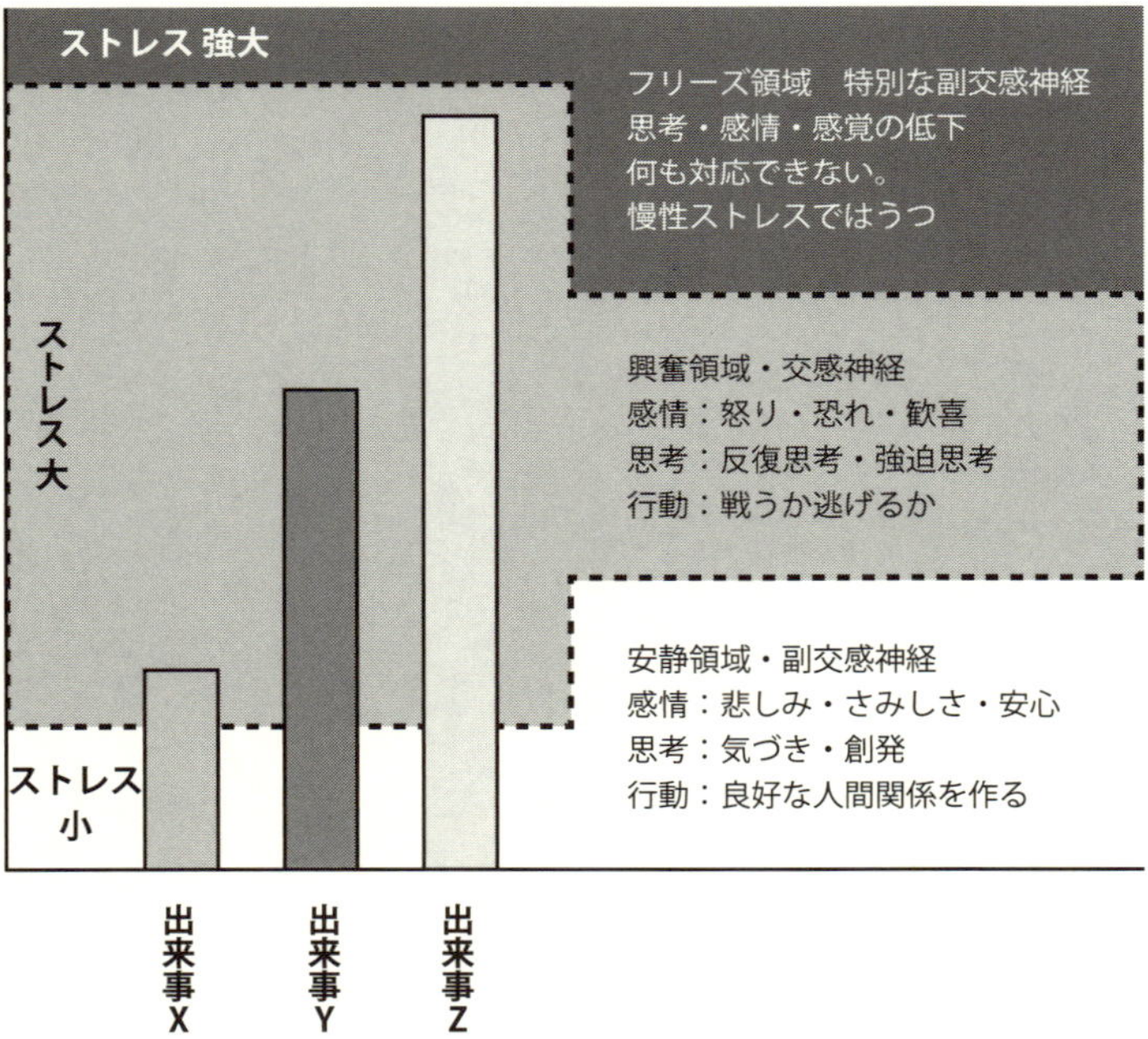

り切ろうとします。

そのため、「話し合う・分かりあう」という方法で問題を解消していこうとします。

また、災害など人間関係の問題ではない場合も、災害に対しては交感神経が働きながらも、周りの人と良好な関係を作り、力を合わせてトラブルを乗り越えていこうという意識は、副交感神経の能力があるからできることなのです。

大きな問題に対して、一人で取り組むよりも仲間がいた方が楽に思えるのは、副交感神経の働きであり、仲間と良好な関係ができることで心も体もリラックス傾向になるのです（先ほどのBさんの場合は、良好な関係を作ることを意識しすぎるあまり自分の怒りの感情を出さないことに問題があります）。

トラウマも、同じ強大なストレスであっても、自然災害よりも人が介して行われた事件・事故（例えば暴行、性的虐待など）の方が、よりトラウマが重症化する傾向にあると言われています。これは人を介しての出来事の場合、人（加害者や周囲の人、あるいは自分自身）への不信感などから副交感神経が働きにくくなってしまうことで人と良好な関係を築けなくなるだけでなく、「心身を治す」という働きが低下するからです。

悲しみや寂しさ、落ち込みなどの感情は副交感神経と連動しているため、これらの感情を出さないように我慢すると、副交感神経の働きが低下します。すると「良好な関係を作る」という能力も低下しますので、心身ともにリラックスできないばかりか、人と良好な関係を作れないため、孤独感を覚えるようになります。孤独感を覚えると「周りは敵」と無意識に感じてしまい、自分を守るために交感神経ばかりが働くことになります。すると「戦うか逃げるか」という行動を多用し、ますます人と良好な関係が作れなくなるという悪循環になります。ある程度、社会性を身につけた方はコミュニケーションテクニックで人と良好な関係を築くこともできますが、これでは副交感神経は活性化しないため孤独感は強いままになります。

人は本来、副交感神経の能力を備えているため、人と良好な関係を作りたいと感じています。

そのため、交感神経ばかり働いている方は人から敬遠されがちになり、孤独感や「人に認められていない」と感じるようになります。

この際、仕事や勉強などをバリバリやって人に認めてもらおうとがんばる方も多いですが、実はそれだけでは人と良好な関係は築けないのです。

また、このような方は交感神経が常に働いているので筋肉も緊張しており、エネルギーの循環が悪いため、体がうつになりやすい状態にあります。元気そうでバリバリ仕事や勉強をやっていたのに、何かのきっかけでうつになるということは珍しいことではありません。

このような方は元気そうにはしていても、体の悪い状態を感じていないだけで、実は体は悲鳴を上げていることが多いのです。

このような場合、性格を形成する人間脳（大脳新皮質）が「〇〇しなければならない」などと考え、無意識に体の感覚を感じないようにしている可能性が高いのです。

例えば「一人で強く生きていかなければならない」「弱音を吐いてはいけない」「落

ち込んではいけない」などのような価値観を持っていると、無意識にさみしさ・孤独感・落ち込み感を感じないようにさせます。

そのため、本来は悲しんだり落ち込んだりして副交感神経を働かせることにより自分を癒さなければならない出来事にも、無意識に感情を閉ざして「最近なんか（体や心が）変だな」と原因が特定できない違和感を覚えるようになります。

感覚の麻痺が酷くなると、交感神経の領域の上限が上に広がり、通常ならば特殊な副交感神経が働き、フリーズしてしまうようなショッキングな出来事にも、軽く興奮するといった交感神経の感情になります。すると、何事においても強い刺激を欲するようになり、通常の人なら見るに堪えないような出来事に対しても興味を引くようになる場合もあります。

このような自律神経の状態は犯罪にもつながりかねません。また、人と良好な関係も作れないので刹那的に生きるようになってしまいます。

非常にショッキングな犯罪が行われる背景には、このような自律神経の働きが関係するとも考えられます。

あなたはどっち？ 交感神経タイプと副交感神経タイプ

同じストレスを受けても、うつになる人とならない人がいるのは、感情の出し方の違いも大きな要因になっています。

交感神経と副交感神経の両方の感情を出して、交感神経も副交感神経もたくさん使い鍛えていくこと。これがうつにならない方法であり、うつを改善させていく方法でもあります。

なぜなら、**きちんと感情を出すことは自分自身を大切にしている行為**だからです。先ほどからお伝えしておりますが、感情は自分を守るために湧き起こります。

怒りが必要な場合には怒りの感情を出し、交感神経のエネルギーで害から自分を守ります。

悲しみが必要な場合は、悲しみの感情を出し、副交感神経のエネルギーで自分を癒し、自然治癒力を活性化させ、傷んだ自分の心や体を回復させます。

多くの方は、**どちらか片方の感情は出せるがもう片方は十分に出していない、あるいは感じることすらできないという状態にあります。**すると自律神経の働きは偏ることになります。これが悪化するのが自律神経失調症の状態であり、更に悪化することでうつに至ります。

多くの場合、自律神経のどちらの神経を使っているかで「交感神経タイプ」か「副交感神経タイプ」かに分けることができます。

悲しみや落ち込みなどの感情を出しやすい方は「副交感神経タイプ」、逆に怒りやイライラの感情を出しやすい方は「交感神経タイプ」です。

副交感神経タイプの方は交感神経の感情エネルギーを使えず、交感神経タイプの方は副交感神経エネルギーが使えていないために、自律神経が乱れていくのです。その結果が自律神経失調症であり、うつなのです。

副交感神経タイプ（Bさん）

副交感神経タイプの方は、良好な関係を大切にするために、他人に不快な思いをさせないようにと、行動する傾向があります。そのため、〝自分さえ我慢すれば、トラブルを防げる〟という思いが強い傾向にあります。そのため、怒りやイライラなど、交感神経に連動する感情を抑え込むことが多いのです。ストレスがあるような場面でもつい笑顔になってしまう傾向があり、周りの人はあなたがそれをストレスと感じていないと勘違いしてしまうことも多くなります。

そのため、周りの人が自分を分かってくれていないと感じることもあるでしょう。また、このタイプの方は人の良いところを見つけるのが得意です。人の良いところ見つけるという能力は人のことを好きになりやすくなります。助け合いの精神があり、自分がトラブルを抱えた時に誰に助けてもらえばいいのかも分かります。

しかし、交感神経に連動する感情を抑えすぎると「〇〇したい」などの自分の思いを言えなくなり、人に手伝って欲しいと言えなくなったり、人に不満を聞いてもらったりすることも「悪いなぁ」と思ったりします。

また、一人で問題を解決しなければならない時はストレスを感じやすくなります。

副交感神経タイプの特徴として、**全体的にのんびりしており、本人は急いでいても周りからは余裕があるように見えてしまう動き方をします。**また副交感神経が働きやすい方は、胃腸や皮膚の血行が良いため、肌は白く胃腸の働きがよい方が多いです。体つきはふくよかな傾向があります。

同じように、他人に不快な思いをさせないように気を使う方で、胃腸の働きが悪くやせている方がおりますが、このような方は「良好な関係を作る」という副交感神経型の基準ではなく「戦うか逃げるか」という交感神経型の基準で生きており、戦いを避ける（つまり「戦うか逃げる」かの「逃げる」が強い）ために他人の目を気にしたり感情を抑え込んだりするという傾向があるのです。同じように他人に不快な思いをさせないようにする方でも副交感神経型と交感神経型はその基準が違うのです。

副交感神経型の方は、皮膚の血行がいいので色白で肌も滑らかな感じですが、皮膚は薄い方が多いです。皮膚が薄いことで皮膚を通して物質を体内に取り入れやすくなります。そのため、後述するトキシンなど毒素に対して過敏になりやすい傾向があり、これが自律神経の乱れの原因となることがあります。

交感神経タイプ（Cさん）

交感神経タイプの方は「人生は戦いだ」と思う方が多く、**「戦う人」**と**「逃げる人」**の2通りのタイプがあります。

「戦う人」は競争心が旺盛です。自分にも他人にも負けたくないと思う傾向があり、交感神経のエネルギーを使いアグレッシブに行動する方が多いです。自分の怒りを表現することもできますし、自分の意見も言えます。しかし自分では普通に表現しているつもりですが、無意識に「人生は戦いだ」と思っているため周りの人からすると「ケンカ腰」で話しているように見えることもあります。

一方「逃げる人」は、人生のいろいろなところで戦いが起きており、巻き込まれないように交感神経のエネルギーを使い逃げる傾向にあります。一見すると交感神経タイプに見えない引きこもりの方も、実は交感神経タイプの人もおり、亀のように首を引っ込めてトラブルが過ぎ去るのを緊張しながら待っているのです。

交感神経タイプは、「副交感神経系」の働きが低下しています。そのため、問題が起きた場合にすぐに「戦うか逃げるか」の反応をしがちです。

人生は戦いと思っていますから、戦うにしても逃げるにしても過敏に反応し、イライラしやすかったり、不安になりやすかったり、落ち着きがなく余裕がないような振る舞いをする傾向もあります。また、無意識に他人の悪い所や欠点が目についてしまいます。これは、もし戦いが起こった場合に他人の良い所を知るよりも欠点を知っていることで戦いに勝てる、あるいは逃げられる確率が増えるからだと推測できます。

また交感神経型の方は自分のことをあまり話したがらない方もおります。戦いでは自分のことを知られていない方が有利だからでしょう。

副交感神経タイプも交感神経タイプも、それぞれの特徴は「比較する」ということでお書きしました。完全に「副交感神経タイプ」や「交感神経タイプ」だけの方はめずらしく、両方が混在しているのが普通です。どちらかというと副交感神経タイプ、又は交感神経タイプ、などと感じられる方が多いです。また、相手によって変わったり、ストレスを多く受けるとこの特徴が過剰になったりすることもあります。

◆お手軽な代償的な感情解放◆

副交感神経と交感神経をきっちりと働かせるためには、感情を出すことが重要だということがお分かり頂けたかと思いますが、日常生活で簡単に怒ったり悲しんだりしては社会生活に支障が出ます。そこで、一旦我慢した感情を後で代償的に出す必要があります。

例えばあなたが〝怒り〟の感情を我慢しているとします。

この場合、攻撃しようという交感神経の感情エネルギーが体に溜まっていますので、**このエネルギーを使うために筋肉運動や声を出す必要があります。**

つまり、スポーツで体を動かしたり、カラオケやオーケストラなどで声を出したりするという行為は、我慢している怒りの感情エネルギーを代償的に使うことになるのです。

これらはストレス発散として普通に行っている人も多いでしょうが、「感情エネルギーを高めている」と意識して行うことで、効果が更に上がります。すると、自律神経が鍛えられあなた自身のエネルギーを増やすことができます。

怒りの感情エネルギーの解放の場合、筋肉運動をするだけや声を出すだけでもいいのですが、これらは一緒に行うことが効果的です。同じスポーツでも大きな声を出しながら行ったり、カラオケで振付や踊りを一緒に行ったりする方が効果的です。この時、自然と体が動くことにまかせて動くといいでしょう。こうすることで交感神経を働かせながら怒りの感情エネルギーを違う形で体の外に出していくことができます。

女性は、おしゃべりするだけでもストレスが発散すると感じる方も多いでしょうが、感情エネルギーを声だけで解放させようとしても、筋肉運動で解放させる

感情エネルギーは声だけでは解放できません。そのため、もっとたくさんしゃべりたいと感じておしゃべりが止まらなくなります。このような方は、子供・部下・生徒・後輩などに対して言葉で叱ったりする時も〝つい言いすぎてしまう〟傾向があります。これは筋肉運動で解放させる怒りの感情エネルギーを筋肉で解放させずに言葉だけで解放させようとしてしまうことも要因の一つになります。

逆にあまりしゃべらずに、スポーツなどで黙々と筋肉運動を行って感情エネルギーを解放させる方は、声で解放させる感情エネル

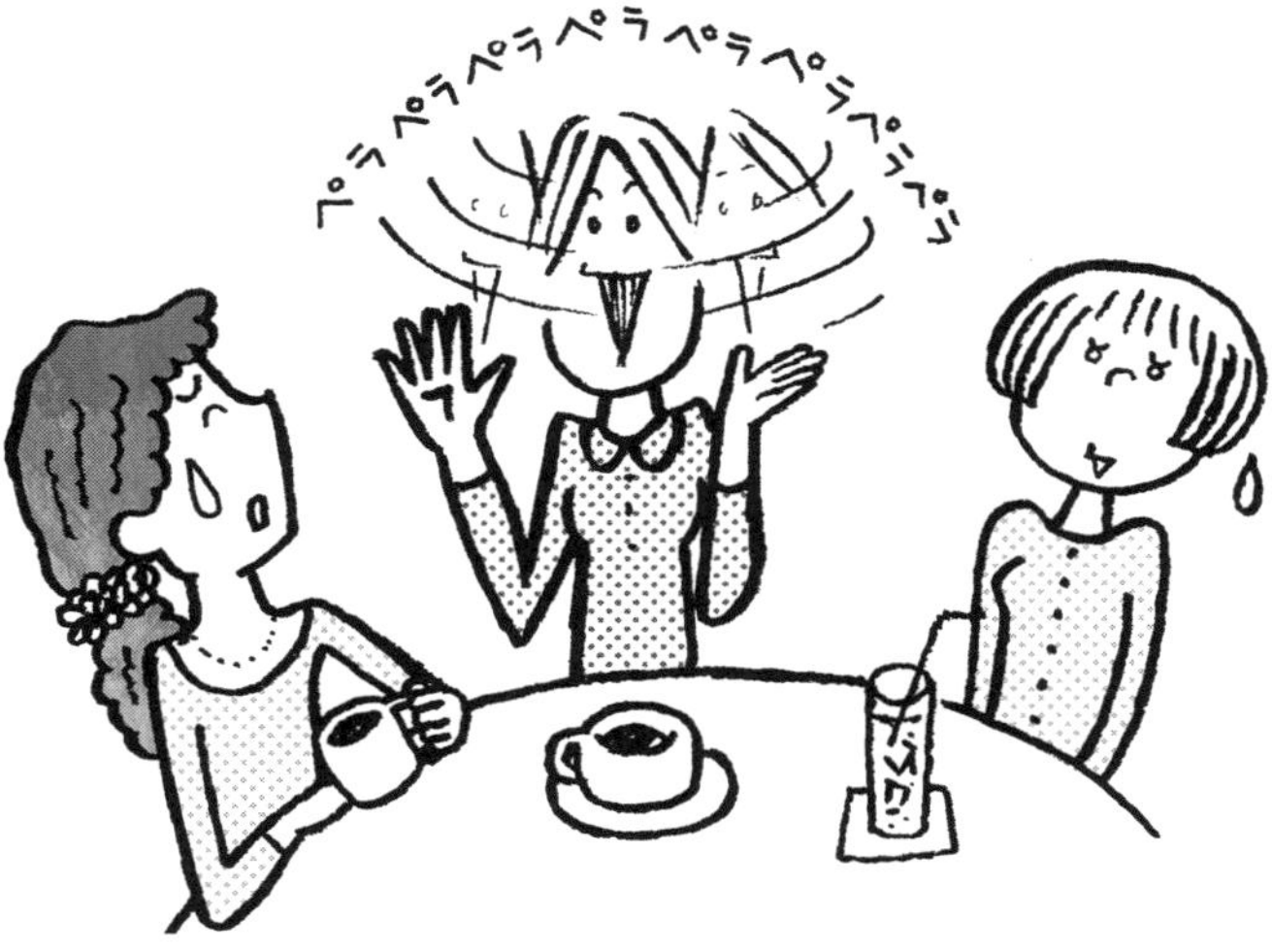

▲感情解放には筋肉運動も必要です

ギーが残ってしまいます。それを筋肉運動だけで解放させようとしてもなかなか全てを解放させられません。そのため、関節や筋肉を傷めるまで運動をしてしまう方も多いです。

怒りの感情エネルギーは、声で解放させるものと筋肉運動で解放させるものと分けて溜まりますので、**声を出すのと筋肉運動の両方を行う必要がある**のです。

声の場合、言葉で解放させられればいいのですが、自分の感覚や思いを言語化するのが苦手な人の場合は無理に言葉にせずに叫ぶだけでもかまいません。

重要なのは声の大きさや強さなどが自分の気持に「しっくりくる」ことです。この行為はかなり動物的ですが、感情は動物の本能ですので解放するには動物的になることも必要なのです。

また、最近は健康志向が広がりジョギングやウォーキングなどの有酸素運動が流行りです。有酸素運動とは負荷が小さく長い時間行う運動です。これは体の健康のためにはいいのですが、怒りの感情エネルギーを解放させるには限定的になります。

溜め込んだ、たくさんの感情エネルギーを解放させるためには息が上がるほどの激しい筋肉運動と大きな声を出すことが必要になります。例えば、叫びながら海岸を走るというのは映画やドラマの中だけでなく実際に行った方がいいのです（周りの目が気になりますが…）。

こうすることで交感神経が鍛えられ、交感神経のエネルギーが高まり、やる気や意欲が出てきて心身ともに強くなっていくのです。

しかし、関節や筋肉などがしっかりしていないと負荷が強すぎてけがをしてしまうため、運動の習慣がない方はやはり有酸素運動から始め、徐々に負荷をかける運動を行って下さい。また血圧等に問題がある方は激しい運動には注意が必要ですので、かかりつけの医師にご相談下さい。

逆に悲しみをこらえている人は、泣ける映画やドラマなどを観て、たくさん泣くことをオススメします。

人はストレスを感じると、それに抵抗するため副腎からコルチゾールという抗ストレスホルモンを出します。

ストレスをたくさん感じていると、コルチゾールもたくさん出るため体の中にコルチゾールが溜まります。**コルチゾールが体内に溜まりすぎると、自律神経に負担をかけうつになりやすくなります。**

そのため、ストレスがあった時にはコルチゾールを体外に排出したいのですが、その一番いい方法は涙を流すことです。体内のコルチゾールは、涙を流すことで体の外に排出できるのです。泣くとすっきりするのは感情を解放したこともありますが、体からコルチゾールが抜けているからという生理的理由もあるのです。

悲しみの感情エネルギーは、泣くことで解放できるとともに、副交感神経を鍛えることができます。

ですからうれし泣きでもかまいません。むしろうれし泣きの方が悲しくて泣くよりも副交感神経を働かすのには効果的です。なぜなら、副交感神経の働きは「良好な関係を作る」という能力がありますので、人情物やハッピーエンドで終わるような人と人との結びつきが描かれている映画やドラマを観て、涙を流すというのはコルチゾールも体外へ排出できますし、無意識に人とのつながりを体で感じることになり、今よりも副交感神経を鍛えることができるのです。

実は自律神経は主人公が誰かを区別できません。

ハッピーエンドの映画やドラマを観ることで、その主人公がまさに自分であるかのように感じて、脳幹が副交感神経を活発に働かせてくれるのです。

あまりそういったものに感動しない方でも、観続けることで段々と感動する能力が育ちますので、人生を豊かに過ごすためだと思って見つづけるようにしてみて下さい。

得意なパターンは抑え込まない

今まで元気だった方がうつになるときのパターンがあります。それは、**自分の得意な感情エネルギーを抑え込んでしまうというパターン**です。

人生には変化があります。

仕事をしていれば後輩ができ、指導される立場から指導する立場になる場合もあります。また、女性は結婚をすると妻になり、子供を持つとお母さんになりますので今までと立場が変わります。立場が変われば今までどおりというわけにはいかなくなります。

状況により、優しく声をかけることが必要になったり、厳しく叱ったりすることが必要になったりします。しかし、副交感神経タイプの方は、厳しくすることが必要な状況でも厳しくすると「良好な関係」が崩れるかもしれないと思い、ついつい優しくしてしまいます。

逆に交感神経タイプの方は優しくすることが必要な状況でも、「戦うか逃げるか」の反応で動いてしまいます。そのため、戦う人はついつい人に対して厳しくしてしまい、戦いから逃げる人は関わらないように他人に対してつい壁を作ってしまいがちです。

社会で生きていくと、副交感神経タイプの方でも人に厳しくしなければならない時があります。また交感神経タイプの方でも人に優しくしなければならない時があります。そのため、副交感神経タイプの方でもがんばって厳しく接したり、交感神経タイプの方でもがんばって優しく接したりしなければならないことがあります。こんな時は、不得意な自律神経を活性化させるいい機会だと思って不得意でもがんばってみることが大事です。

しかし多くの場合、自分の得意な感情エネルギーを抑えこもうとする方が多く、これを続けているとうつになりやすくなるのです。

副交感神経タイプの方ならば厳しく接しようとすると「優しく接する自分」を抑え込もうとしてしまいます。交感神経タイプの方ならば優しく接しようとすると「厳しく接する自分」を抑え込もうとしてしまいます。これでは不得意な自律神経どころか得意な自律神経さえも働けなくなってしまいます。

もともと交感神経の働きを抑えがちな副交感神経タイプの方が副交感神経の働きも

抑えたら、副交感神経も交感神経も働かなくなってしまいます。逆に副交感神経の働きを抑えがちだった交感神経タイプの方が交感神経の働きを抑えたら、こちらも交感神経も副交感神経も働かなくなってしまいます。

「長所を生かす」というのを自律神経的にいうとこういうことなのです。

交感神経も副交感神経も働かなくなってしまうというのは、生きるエネルギーが出てこないということですから、自分の長所を抑え込むことはうつになっても当たり前ということなのです。

第3章

体からうつを改善させる対策法

第3章 体からうつを改善させる対策法

ここまでは心理的なことも少々含めながら、うつと体に関してお伝えしてきました。この章では具体的にどのように体からうつを改善させていくかをお伝えします。

うつの原因は、筋肉の緊張、頭蓋骨のゆがみ、背骨・骨盤のゆがみとお伝えしました。しかし、うつを改善させるにはこれらを治そうと思うよりも、これらが原因で悪くなった**「エネルギープロセスを改善させるために何をすればいいのか」**と説明した方が一般の方には分かりやすいのでそのように話を進めていきます。

エネルギープロセスとは、**「エネルギーの生産↓循環↓消費↓生産……」**というように繰り返されるエネルギーの流れのことをいい、これが悪くなることでエネルギーが少なくなりうつになるのです。

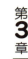

このエネルギープロセスを改善させるには、まずは「体の感覚」を正常化することから始める必要があります。

体の感覚の異常は敏感過ぎても、鈍感過ぎても両者ともうつの改善を妨げてしまいます。敏感になるとストレスを現状よりも大きく感じてしまいます。

また、鈍感過ぎると、自分がどれくらいストレスを感じているのか、あるいはどれくらい悪いのか、どれくらい良くなったかなどを正確に感じることができなくなります。

そのため、まずは感覚を正常化させるための対策をお伝えしていきます。

最初は「こんなことがうつとどんな関係があるのか?」と思う方もいるでしょうが、重要ですので読み飛ばさないようにして下さい。

感覚を正常にする

◆◆専門家でも知らない姿勢の重要性◆◆

「姿勢が大事」ということは既に誰でも知っています。そのため、本書では、重要だけれども姿勢の専門家が言わないことをお伝えいたします。

実は、姿勢が悪くなると重心が狂うため、体の感覚が狂ってしまい「感覚異常」が起こります。

感覚とは、自分自身とのコミュニケーションであり、感覚異常が起こると自分自身を正確に知ることができなくなるのです。

更に、感覚異常が起こると思考が優先しすぎてしまいます。また、姿勢の悪さというストレスが脳に伝わっている状態で思考を優先すると、ネガティブなことを繰り返し考えるようになったり、過去に囚われたり同じ考えが頭の中をぐるぐる回ったりすることがあります。

また、**姿勢が悪いことで脳からの指令も体の各部に届きにくくなり、体が思うように動かなくなります。うつの症状に体が鉛のように重たくなるという症状があります。**

これにはいろいろな原因があるのですが、その一つに**「脳からの指令が体の各部に届きにくくなっている」**ということがあるのです。

例えば足を上げようとした時に、脳からの指令が足に届きにくいと足の筋肉が正常に動かずに足が重たく感じるのです。うつの前段階である自律神経失調症やうつの方には、手足に力が入らないという方は少なくありません。

更に感覚異常になると、たとえうつを改善させる対策を知っていたとしても正しく実行することができません。効果が出ていることに気付けないという場合さえあります。また、これからお伝えする「うつを改善させる自己整体」なども正しく行えずに効果が出にくくなってしまいます。ですから、うつを改善させるには感覚を正常にする必要があり、そのためには正しい姿勢である必要があるのです。

では正しい姿勢の話をする前に、あなたの体の感覚が鈍くなっていないかチェックしましょう。

どうぞあなた自身の体で感じてみて下さい。

テスト①：感覚認識の出力系テスト

このテストは感覚が正常かどうかをチェックします。
パートナーが必要ですので、どなたかにご協力いただいて下さい。

感覚チェック①

①まず、被験者は、足を肩幅よりも少し狭めにして、左右の足に均等に体重をかけて立って下さい。

②次に肘を伸ばして右腕を外側にあげ、右足に体重をかけます。

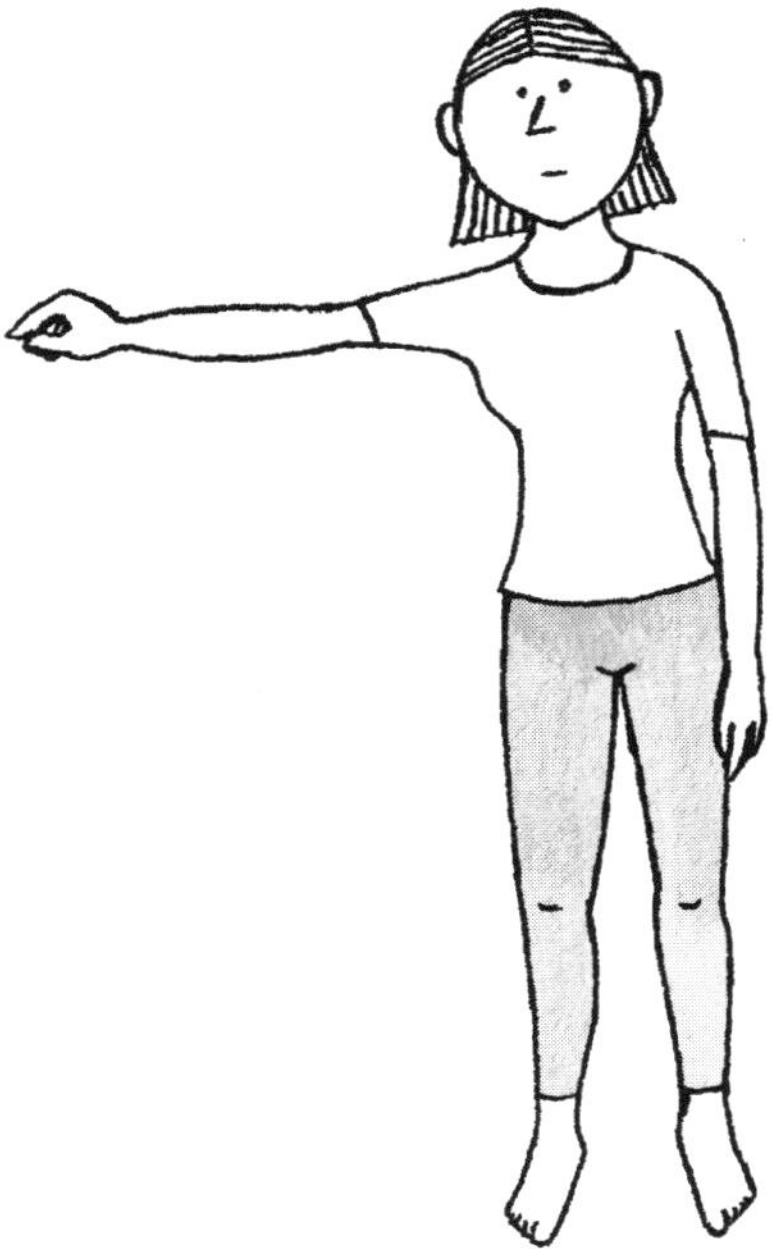

③パートナーの方は上げている右手首あたりに手を当て、下に下げようと少し力を入れて下さい。
右腕が下がるか下がらないか程度の力で行っ て下さい。

④被験者はそれに抵抗して腕が下がらないように力を入れます。
その時の重さを感じて下さい（左図）。

⑤右腕を一回下ろして10秒程度休憩させます。

⑥再度右腕を上げますが、今度は左足に体重をかけて下さい。

⑦パートナーは、先ほどと同じように右手首あたりに手を当て、
先ほどと同じ力で下に下げようとして下さい。

感覚チェック①

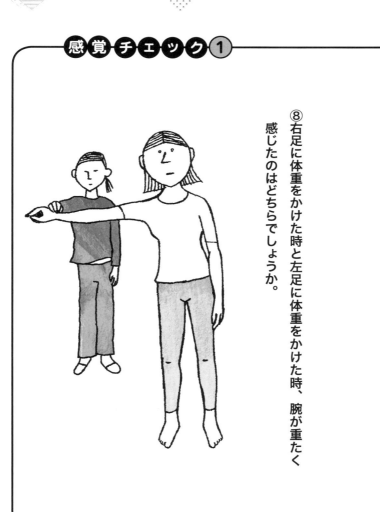

⑧右足に体重をかけた時と左足に体重をかけた時、腕が重たく感じたのはどちらでしょうか。

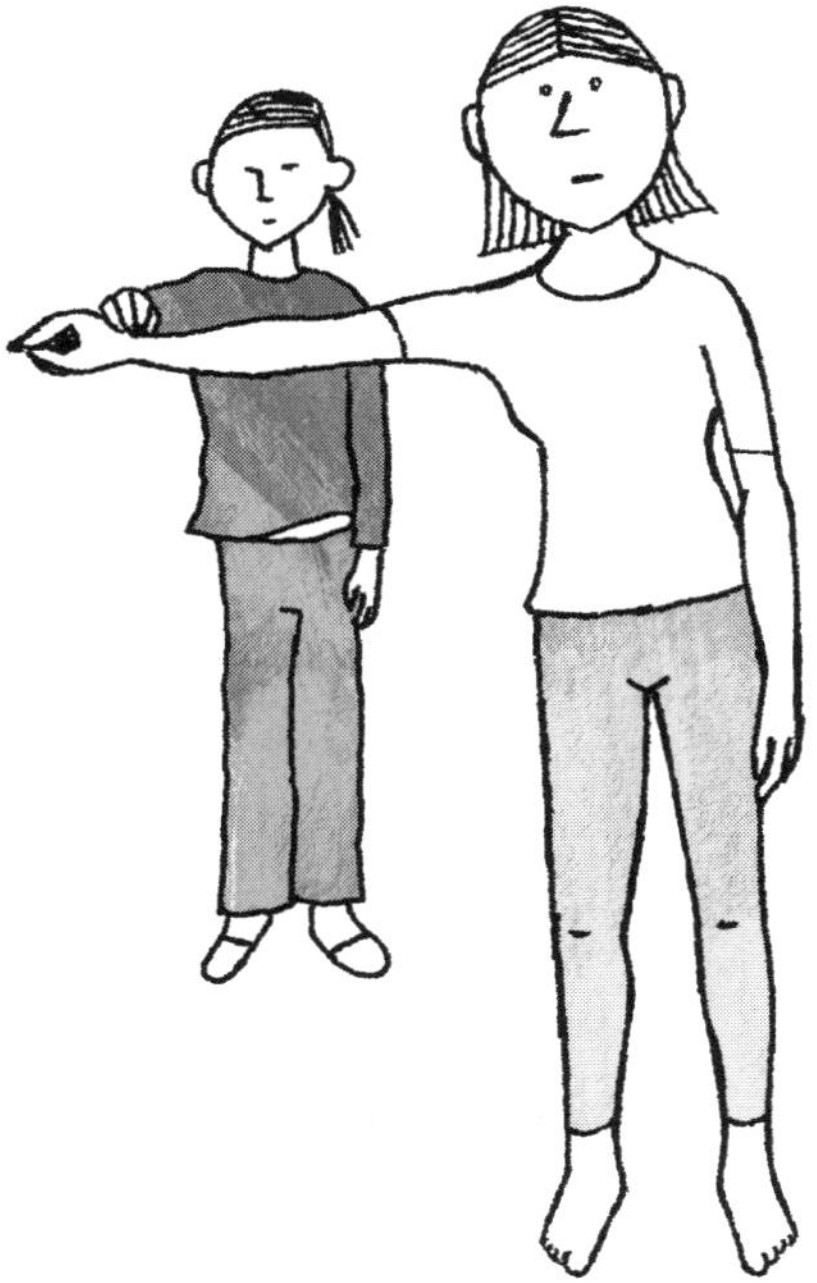

ある程度、感覚が正常ならば左足に体重をかけた時に右腕が重たく感じます（このテストが正常だからといって体の感覚全てが正常であるとは言えませんが……）。

これは重心と神経の関係によるものです。

神経は「脳からの指令を運ぶ動く神経」と、「体で受け取った刺激を脳まで運ぶ感じる神経」の２つがあります。

感覚とは感じる神経のことですが、左右で比べた場合、体の重心がかかっていない方は、動く神経も感じる神経も伝達力が低下するのです。ですから、先ほどのテストでは左足に体重をかけた方が右腕に力が入らないようになるのです。

これは動く神経のテストですが、動く神経が弱っているということは感じる神経も弱っているということなのです。

感覚チェック②

テスト②：感覚認識の入力系テスト

①まずは先ほどと同じように足を肩幅よりも、少し狭めにして右足に体重をかけて下さい。

②そして右の太ももの外側と左太ももの外側の皮膚だけをそれぞれ右手と左手で少しつまんでみて下さい。

③どちらの方がつまれた痛みを感じるでしょうか。

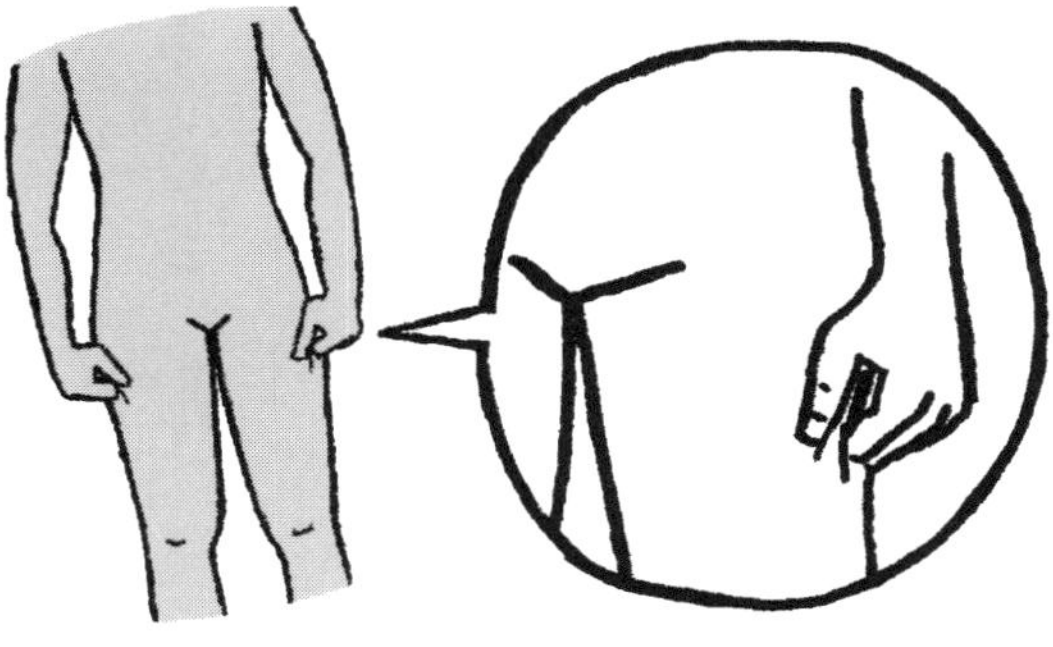

④次に体重を左足にかけてみて下さい。

⑤再度、右の太ももの外側と、左太ももの外側の皮膚をそれぞれ右手と左手で先ほどと同じような強さでつまんでみて下さい。

⑥どちらの方がつまれた痛みを感じるでしょうか。

正しい感覚は、右足に重心をかけた時には右の太ももが痛くて、左足に重心をかけた時には左の太ももが痛くなります。逆にいうと、重心（体重）がかからない方は痛みが感じにくくなるのです。つまり、体重がかかっている方は過敏になりストレスを感じやすくなります。体重がかからない方は感覚が感じにくくなります。そして敏感な方は筋肉の緊張が過剰に強くなり、感じにくい方は筋肉の緊張が過剰に低下してしまいます。

骨は筋肉で支えられているので、筋肉が緊張している方に引っ張られてしまい、体にゆがみが起こり、姿勢も悪くなるのです。すると、感覚が過敏になる方はどんどん過敏になり、感じにくくなる方はどんどん感じにくくなります。こうして、姿勢の悪さから感覚が狂ってくるのです。そのため、姿勢を整えることは感覚を正常にする重要な要素の一つなのです。

正確にいうと、重心の分類としては右と左、前と後ろがありますので、右前・右後・左前・左後など重心の乗る位置は4方向に考えます。

またこれ以外に、重心の分類には実は「上と下」というものもあります。これも重要ですので後ほどお伝えいたします。

心も体も元気な状態とは、重心が左右の真ん中と前後の真ん中をまっすぐ

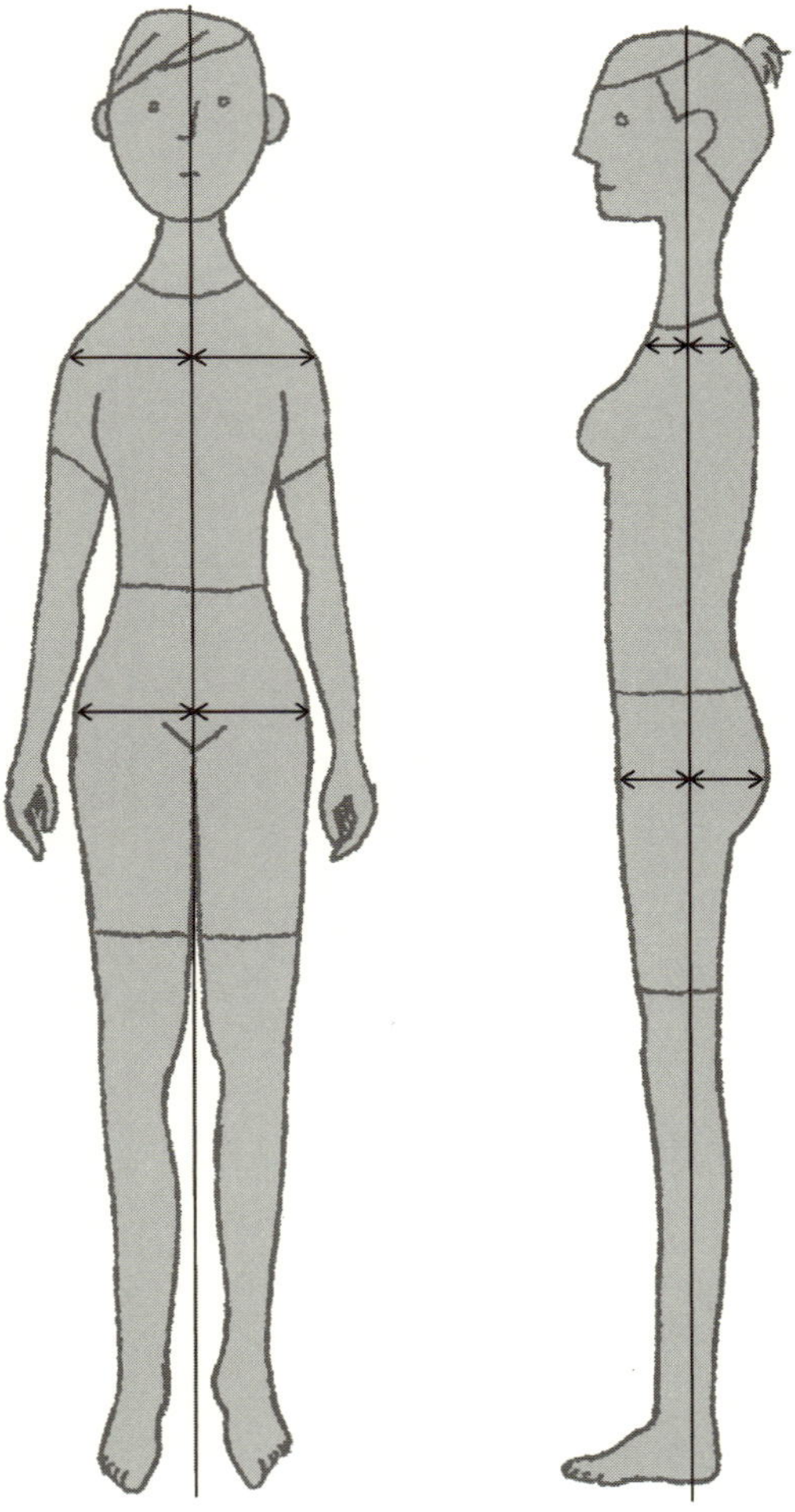

▲これが正しい「重力ライン」

に通っています。

この重心の通る道を**重力ライン**と呼びますが、**重力ラインが体の中心を通っていると自律神経も活性化して心も体も元気になります。**

座禅・ヨガ・太極拳など古くからいろいろな健康法がありますが、これらの基本姿勢はほぼ体の真ん中に重心が来るようになっています。

先ほどお伝えしましたが、**感覚が正常でなければ、自分を感じられなかったり過剰に感じてしまったりして、自分のことが分からなくなってしまいます。**

すると、**自分が何のために生きているのか、本当は自分が何をしたいのか、など、人生において重要なことが分からなくなったりするのです。**

これらも精神的なストレスにつながってくるのです。

そのため、うつの改善のためにまずは姿勢を直し重心を直すことが必要なのです。

さて、感覚や重心のことから姿勢に話を戻します。

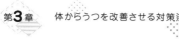

良い姿勢で重要なことは2つです。

それは、今お伝えした〝重心〟と、もう1つは〝筋肉の緊張〟です。

左右でいうと、重心をかけた方の筋肉が緊張しやすく、重心をかけない方は筋肉が緊張しにくくなります。逆に感情を抑え込むために筋肉が緊張している場合、緊張している側に無意識に重心がよってしまいます。例えば、怒りや悲しみなどの感情を左肩の筋肉を緊張させて我慢している場合、自然と左に重心がよります。もしくは重心が真ん中ならば、左肩が真ん中によるように右に移動します。このようにして姿勢はゆがんでいきます。

左右の緊張の違いを知るには、大きさ（面積や体積）の違いを感じれば分かります。緊張している方は、緊張していない方よりも面積が小さくなります。実際に触れて感じるには自分自身では難しいのでパートナーなどにやってもらいましょう。例えば肩の大きさを知るには左右それぞれの手で相手の肩をつつむように触れてみましょう。がっちりつかむのではなくそっと触れるようにします。そして大きさの違いを意識してみましょう。初めての方でも10回ぐらいやっていると何となく分かるようになります。重心がかかっている方の肩は筋肉が緊張して小さく感じるでしょう。

◆姿勢がいいとは？◆

では、147ページの図をご覧下さい。

あなたはどちらがいい姿勢だと思いますか？

一般的には左の姿勢の方がいい姿勢だと思うでしょう。

しかし、この図はどちらも悪い姿勢なのです。

「いい姿勢」というのは筋肉の緊張度が左右・表裏・上下で同じことをいいます。

こうなることで全身の隅々にエネルギーが循環するのです。

一般的にいい姿勢と思われる左の図のような胸を張るという姿勢は、背中や腰（つまり体の後ろ）の筋肉は過剰に緊張し、胸やお腹（体の前）の緊張が足らないのです。

また、膝が伸びきっています。膝がピンと伸びていると一般的には良いように思われますが、実は膝が伸びきると重心が上に行ってしまい、エネルギーが下に流れにくくなります。

うつの原因の一つにエネルギーの循環が悪くなるとお伝えしましたが、膝が伸びきることで下半身へのエネルギーの流れが悪くなりやすくなるのです。

次に詳しくお伝えいたしますが、**下半身にエネルギーが流れにくいことを「上気（じょうき）」といい、うつになりやすい状態なのです。**

また、一般的な悪い姿勢と考えられる左ページの右側の図の姿勢は、腰と胸と首の後ろが緊張しています。

この場合も、膝が伸びきっているので下半身にエネルギーが流れにくくなっています。

良い姿勢は左右・表裏・上下で同じ筋の緊張度

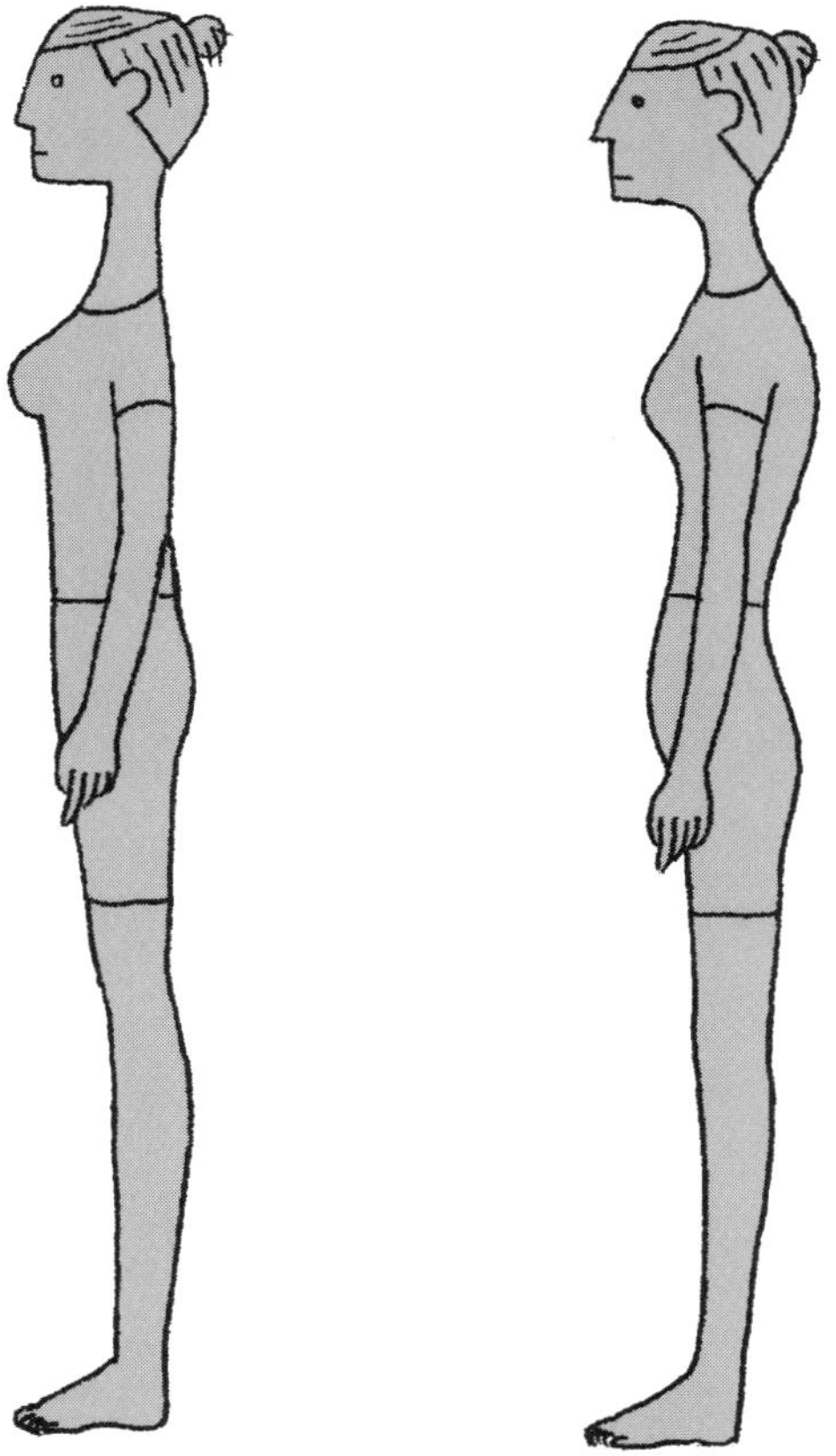

▲背中の筋肉の緊張が強い姿勢

▲背中の筋肉の緊張が
足りない姿勢

うつになりやすい「上気」という状態

感覚を正常にするには「上気」という状態を改善させる必要があります。

上気とは、特に頭や顔など体の上の方に気（エネルギー）が上がったままになり、下半身に下がって来ないことをいいます。分かりやすくいうと、**血液やリンパ液、脳脊髄液などの流れが悪くなり、体の上の方（特に顔や頭）に溜まっている状態**です。また、意識も体の上の方にある状態です。

上気の分かりやすい症状や状態は次のようなものです。

- **頭痛・頭が重い・めまい・ぼーっとする**
- **顔のほてり・顔や頭にたくさん汗をかく・顔のむくみ・舌のむくみ**
- **ある事柄が頭から離れない・妄想・ネガティブに考える・理屈っぽくなる**
- **集中力がなくなる・焦る・そわそわする**
- **心臓がドキドキする・呼吸が苦しくなる・のどに締め付け感や違和感が**

ある

●手足が冷える・手や足に力が入りにくい・手足がムズムズしたり、かゆくなる

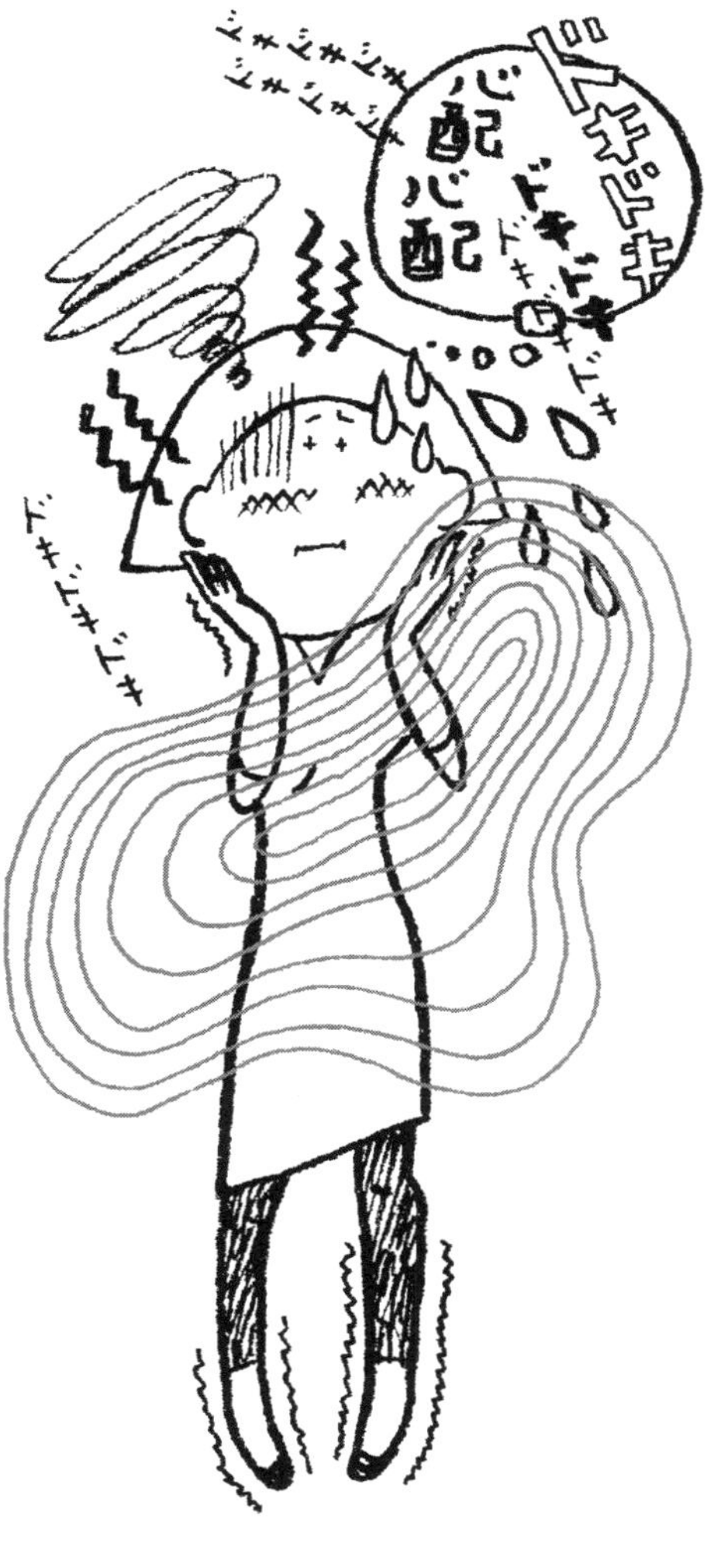

です。原因は、**①呼吸 ②思考 ③意識**になります。
ではそれぞれを対策も含めてご説明しましょう。

◆◆①呼吸◆◆

通常、呼吸は鼻から気管を通り、肺に酸素が到達するのですが、そのためには肺を膨らませないといけません。肺は自ら膨らむことはできませんので、胸を膨らますか、お腹を膨らませて呼吸をします。胸が膨らむ呼吸のことを胸式呼吸といいますが、胸式呼吸では呼吸をするための主役の筋肉である横隔膜がきちんと働いてくれません。そのため、多くの場合は呼吸が浅く酸素が必要量まで取り入れられませんので、呼吸を早く繰り返すことで必要量まで取り入れようとするのですが、呼吸が早いと気は上に上がりやすくなり上気の状態になります。

〈対策〉

肩・胸・背中などの力を抜き、お腹に空気を入れるイメージとともに、腹式呼吸をゆっくりと行います。この時、おへその下に手のひらを当てたり、指で軽く押したりしてその部分を意識するといいでしょう。この状態で息を吸って新鮮な酸素を体の中に入れ、息を吐く時に息と一緒に全身の力が抜けていくイメージをしてみて下さい。

コツは吐く息と一緒に「はぁ〜」と少し大きめの声（ため息みたいな感じ）を出しながら吐くと力が抜けやすくなります。少しずつゆっくりと息を吐くのではなく、吸う力を抜き自然といっぺんに吐く感じです。そして息を吸う時にお腹に入ってくる息を徐々に下に移していきます。最終的には、恥骨あたりで呼吸しているイメージができればかなり気を下げることができます。

腹式呼吸ができない方は、無理に腹式呼吸をせずに、胸式呼吸のままで構いませんのでおへその下を意識して、ゆっくりと同じように呼吸をします。

胸式呼吸でも「はぁ〜」と声を出して息を吐き、息がお腹の下に入ってくる

イメージをするだけでも効果はあります。

呼吸法に関しては「うつが段々とよくなる特別な呼吸法」も参考にして下さい。

◆◆②思考◆◆

では、次に上気の原因の一つである思考のご説明をいたします。

思考とは考えることですが、**体を動かしたり感じたりするよりも頭で考えることが多いと上気になり、うつになりやすくなります。**

「考えすぎ」などとよく言われますが、考えすぎることはたくさんのエネルギーを頭で使うことになり、体にエネルギーが行かなくなるのです。すると、体がエネルギー不足になり、本来の機能が失われてさまざまな症状が出てしまうのです。

例えば、心臓の鼓動リズムが失われると動悸となり、呼吸のリズムが失われれば息が苦しくなります。また、平衡感覚を失えばめまいを起こし、睡眠のリズムを失えば不眠になります。更に体の感覚を失えば、足がムズムズしたり手足に力が入らなかったり、痛くないのに痛く感じたりするのです。

体の本来の機能とは、まさに自律神経の働きのことであり、自律神経が乱れることで自律神経失調症になり、それが悪化してうつになるのです。

〈対策〉

考えすぎて頭ばかり使ってしまう方は、体を動かすことが必要です。

体を動かせば筋肉ばかりでなく、体が動くために必要な機能が動くことになります。例えば心臓や呼吸、平衡感覚や体の感覚というのは自律神経が行っており、あなたが意識していなくても、体を動かせばそれに合わせて感覚は自然と適切に働くようになります。すると、筋肉ばかりでなく、自律神経にもエネルギーが循環するようになり上気が改善してうつになりにくくなるのです。

考えすぎる方に「考えないようにしましょう」といっても考えてしまうものですから、ある程度考えてもいいので体を少しずつ動かすようにすることが重要です。もちろん、うつが酷い時には体を動かすどころではありませんが、ある程度休んだ後はパジャマを着替えたり、窓を開けたりするなど、ほんの少しの動きでもいいので体を動かすことをお勧めします。

このように少しずつ動き、最終的には30分から40分程度のウォーキングができるようになって元気になる基礎が築けるのです。

◆③ 意識◆

突然の質問ですが、あなたはいつも体のどこを意識しているでしょうか？

これは意外と難しい質問ですよね。しかしこれは重要な質問です。なぜなら、実は意識をどこに持っていくかは、上気やうつと深く関係しているのです。

意識の訓練をしていないと、一般的には顔・肩・胸・腕など体の上の方に意識が行っています。これは生物学的や脳機能学的に仕方のないことです。

五感といわれる視覚・聴覚・嗅覚・味覚・触覚のうち、触覚を除く4つの感覚は全て顔だけにあります。また触覚も顔の付近は足に比べてとても敏感です。

これは脳がそのようにできているからです。下のイラストは、脳の感覚を感じる感覚野が、体のどの部分を感じるのかを書いた脳の地図です。

顔や手などは感覚野の広い面積で感じるのですが、足の部分は小さい面積でしか感じられません。

足は、顔と頭を合わせた約4倍の面積がありますが、感覚野で感じる部分の面積は顔の3分の1程度しかありません。

つまり、何かが足に触れた時よりも、何かが顔に触れた時の方が12倍も敏感に感じるということです。

感覚があることで意識することができ

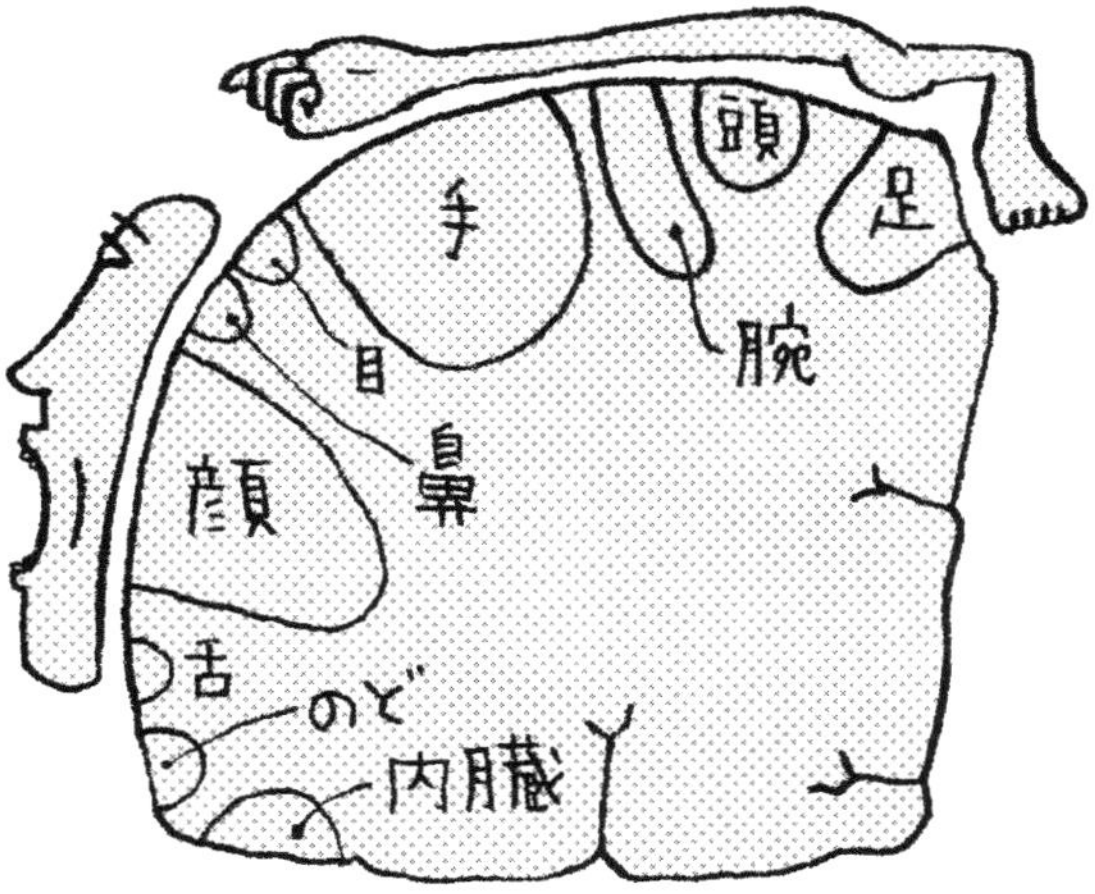

▲脳の感覚を感じる「感覚野」

ますので、人はどうしても体の上半分、特に頭・顔などを意識してしまうのです。
最初にお伝えした通り、意識もエネルギーの1つなので、体の上に意識があると体のエネルギーは上に向かうようになり上気します。それがうつにまでつながることが多いのです。

なぜ、このように意識が上に来るような構造になっているかというと、脳は体の中で一番大切なところなので、脳に近い部分は一番に守らなければならない所になります。そのため、頭の周囲の感覚は特に感じやすいようになっているのです。すると意識も顔の周囲に行くようになります。

また、ストレスは「生命の危機」なので、交感神経が働きますが、一番大切な脳を守ろうとし、意識は上（頭周辺）に行きます。つまり、意識が体の上の方にある時は自然と交感神経が働きやすい状態になり、ストレスがなくても脳はストレスがあると勘違いしてしまうのです。

試しに次のテストをしてみて下さい。意識が上にある場合と下にある場合の違いが分かるでしょう。

二人組になり、一人は立ち、一人はその人を後ろから抱えるように2回持ち上げようとします。その時、持ち上げられる方は次のようにして下さい。

1回目：持ち上げられる人は頭のてっぺんを意識する

2回目：持ち上げられる人は足の裏を意識する

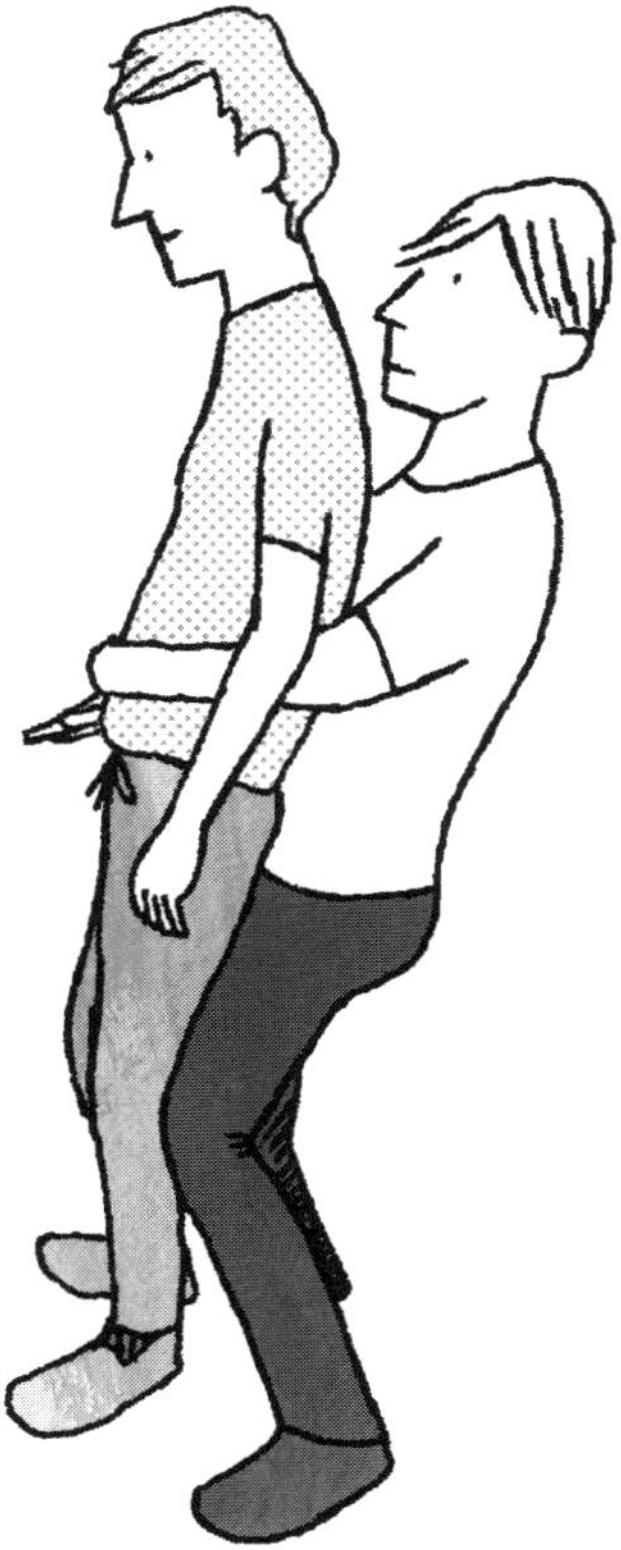

▲筋肉が緊張していると軽く感じる

さて、1回目と2回目、どちらの方が重たく感じたでしょうか。

答えは、意識を足の裏に持っていくと重く感じ、頭のてっぺんに持っていくと軽く感じます。

なぜ、体重が同じなのに重たく感じたり軽く感じたりするのでしょうか。

それは、上の方を意識すると交感神経が働き、筋肉が緊張します。すると筋肉は骨に張り付くようになります。逆に意識を下に持っていくと、交感神経の働きは抑えられて副交感神経が働きます。すると筋肉の緊張がゆるみ、骨から筋肉が離れるようにふっくらします。

持ち上げる時、持ち上げるものの中心が近ければ近いほど軽く感じるのです。

つまり、交感神経が働き筋肉が緊張している時は、体の各部は体の中心に向かう力が働きます。逆に副交感神経が働いている時には、筋肉がゆるみ、体の各部は解放されるように中心から外に向かう力が働きます。

気を失っていたり酔っぱらっていたりする人は、体がダラッとしていて持ち上げようとするととても重たく感じるのはこのためです。

このように、**意識が上にあると交感神経が過剰に働き、ストレスを感じている状態と同じようになります。**筋肉も緊張するため、エネルギーも浪費しエネルギーの循環も悪くなります。一方、意識が下にあることで副交感神経が働きやすくなり、心も体も回復しやすくなる状態になるのです。

〈対策〉

まずは下半身を意識することです。例えば、自分の足の感覚を意識して感じるようにしてみて下さい。歩く時も足の裏はどうやって地面につくのか。かかとからつま先までどのように地面に触れていくのか。また、普通に立っているときは、右足と左足はどちらに重心がかかっているのか、足の裏の内側と外側とではどちらに重心がかかっているのか、ズボンやスカートとが触れている部分はどのように感じるのか、おへその下にある丹田はどのように感じているのかなど、おへそより下半分に意識をお持ち下さい。歩くときだけでなく、立っている時や座っている時でもおへその下半分に意識を持っていくことは上気の対策になります。

ゆっくりと動作することで意識しやすくなります。

上気の対策はうつの対策

また、これらの上気の４つの原因はそれぞれ関連しているので、どれかが一つだけ悪いということはあまりなく、どれかが悪いとそれに引っ張られるように他も悪くなり、逆に何かがよくなることでそれに引き上げられるように他のもよくなっていきます。姿勢・呼吸・思考・意識は全てつながっており、相互に助け合っているのです。

それでは他の上気対策も見てみましょう。

シャワートレーニング

うつの方でシャワーが浴びられる方はシャワーを浴びるたびに、意識的にシャワーが当たっている皮膚の感覚を感じて下さい。できればシャワーは心地いいと思えるあたたかい温度にして下さい。また、首にシャワーが当たっているならそこに意識を集中し、腕に当たっているならそこに意識を集中して下さい。もし、シャワーが当たっているところを目で見られるならば、その部分を目で見て感じて下さい。

シャワーで当てた部分以外にも流れ落ちるお湯の感覚を感じようと意識してみて下さい。うなじあたりにシャワーが当たっているとしたら、背中・腰をつたって足に伝わるお湯を感じて下さい。こうすることで自然と意識が下に行きます。

このようなことをシャワーを浴びるたびに行うことで、感覚が正常化してきます。あまり集中しすぎると疲れますので、ほどほどで構いませんが、長期間続けるつもりで行って下さい。

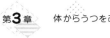

脱力訓練法

脱力訓練法とは、文字通り力を抜くトレーニングになります。

人間は、感情を抑え込むときに筋肉に力を入れて抑え込むので、この状態が続くと、自分の意志とは無関係に筋肉は緊張し続けます。

慢性的な肩こりや腰痛などは、この状態にあるといっていいでしょう。

筋肉の緊張にはエネルギーが使われますので、エネルギー不足のうつにはとてもよくありません。力を抜くのは簡単なようですが、うつの方はうまくできない方がほとんどです。


では手順をお伝えします。

①上向きに寝て、全身の力を抜き、体全部を床に預ける気持ちになりましょう。
そして大きく深呼吸を4〜5回行います。

②息を吸いながら右手を強く握って床から5〜10センチ程度持ち上げます。
(あまり高く上げないように)

③2〜3秒、息をとめてその位置でキープします。

④そして息をいっぺんに吐きながら、握っている手の筋肉も右手を挙げている筋肉も一瞬のうちに力を抜きます。すると床に右腕が落ちます。手が痛いようでしたら床にクッションを置いて下さい。

⑤これを10回程度続け、左腕・右足・左足と同じようにやっていきます。

重要なことは、**徐々にではなく一瞬で力を抜くこと**です。たとえ力が抜けなかった場合でも、力が入っている感じではなく、力が抜けた感じを感じようと意識することです。この脱力訓練法を続けていくと、力が抜けやすくなってきます。うまくできると手足が暖かく感じてきますが、これは副交感神経が働き始めエネルギーが体の中を循環し始めたのです。

もし気分が悪くなったら、無理せずに中断して下さい。

筋肉が緊張しているというのは、自分の心や体を過剰に守ろうとしている

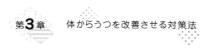

状態です。

この過剰さを取らないと力が抜けないのですが、急に力が抜けると不安感や恐怖心を覚えることがあり、これに体が反応して気分が悪くなることがあるのです。体や心は急には変われません。徐々にやっていくことで慣れてきて、過剰に自分を守ろうとすることがなくなり、力が抜けるようになりますので気長に続けて下さい。

タッチング

タッチングとは「触れる」ことですが、体に触れることで自律神経が整いやすくなり、うつの改善につながります。

副交感神経タイプの方は、良好な関係を作ろうとするあまり、相手の気持ちに同調しすぎてしまい自分を見失ってしまいます。

例えば、自分は幸せな状態であるのに、友人や知人が不幸な状態であると自分の幸せを感じることができずに、他人の不幸な感覚が自分の気持を占領してしまうようになります。つまり、**自分自身を感じないで他人を感じてしまっている**のです。

このような状態を**無境界**と呼びます。**自分と他人の境界がないという状態**です。心と体は密接な関係があるので、心の境界がないと体の境界もなくなりやすくなります。そのため、自分自身の手で自分の体に触れ、感じることはとても重要なことです。最初は顔や腕など、触れている感じが感じやすい場所を自分で触れてみましょう。そして全身へと広げていって下さい。

特に足などは感じにくくなっているところです。この時、触れる手ではなくて触れられる部分の感じを感じ取って下さい。これを意識的に行うことで、**体が無意識に「私は私。あなたはあなた」**という他人との境界を感じられるようになります。

感じるときには左右差を感じるようにしたり、弱めに触れたり強めに触れたりなどいろいろな触れ方をして、触れられるのを感じながら「私という体」を感じ取ってみて下さい。

一方、交感神経タイプの方は、副交感神経の能力（良好な関係を作る）が低下しています。実は良好な人間関係を作る元はスキンシップ・アイコンタクト・会話など「コンタクト」です。これは赤ちゃんの時からすでに始まっています。包まれるように抱っこされ、目を見つめ合い、そして母親に話しかけられる（赤ちゃんは言葉がしゃべれないですが雰囲気で会話しています）ことで赤ちゃんは安心するのです。

この安心感が、副交感神経の働きを活発にするのです。これは大人になっても変わりません。そのため、交感神経タイプの方は肌の触れ合い、つまりタッチングが必要なのです。

そうはいっても、他人に触れられるのは抵抗ある方も多いでしょうから、最初は自分自身で触っていきます。

副交感神経型と同じく、顔や腕からはじめ、全身へと触れる範囲を広げて下さい。交感神経タイプの方は、1秒間に5センチほど移動するように触れて下さい。

2秒間で10センチ程度、3秒間で15センチ程度です。このスピードで触れると副交感神経が働きやすく交感神経の働きを鎮めやすくなります。

また、触り方は細かく短く触るよりも、長く触る方が効果的です。

例えば自分の顔から始まり、首・胸・おなか・太もも・つま先まで肌の上を滑らせながら触り続けるという感じです。この際、触れられてどんな感じがするのかを感じて下さい。

おそらく最初は何とも思わないかもしれませんが、数週間から2～3ヶ月続けることにより少しずつ安心感が湧いてくるのが分かってくるでしょう。

マッサージなど、他人にやってもらっても抵抗がない方は他人にやってもらっても構いません。

エネルギープロセスを改善する

体からうつを改善させる対策法として、まずは「感覚を正常化する方法」をお伝えいたしました。

次にエネルギープロセスを改善する対策をいくつかご紹介いたします。カテゴリーに分けると**「脳脊髄液」「呼吸」「筋肉」「エネルギー解放」**の4つに分けられますのでカテゴリー別に紹介いたします。
まずは「脳脊髄液」からお伝えします。

◆◆脳脊髄液の流れをよくする◆◆

エネルギーの流れを改善させるといっても、目に見えないものですと分かりにくいですので、ここでは実際に、体を流れているもので説明していきます。

血液のことは、様々な書籍で書かれていますので、本書ではあまり書かれない脳脊髄液

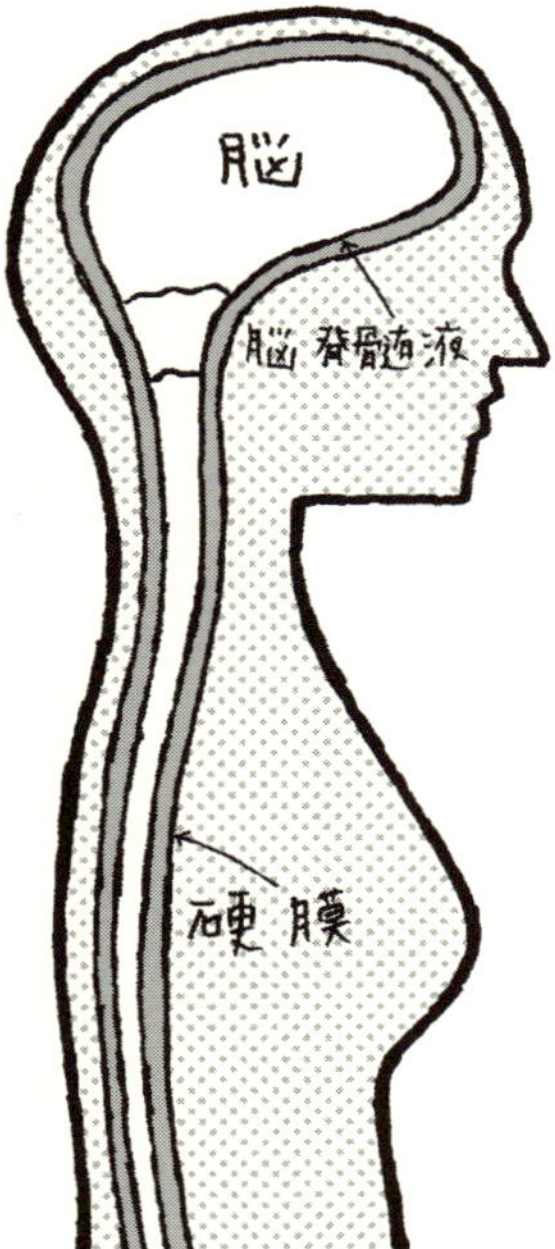

「脳脊髄液」の流れを改善

のことについてご説明していきます。

脳脊髄液とは、右の図を見ていただくと分かるように、脳と脊髄の周りにある液体であり常に循環されています。

しかし、循環不足になりやすく、循環不足を感じにくいため悪化させやすくもあります。

脳脊髄液の流れが悪くなると、頭が重い、ボーっとする、やる気が起こらない、頭が働かない、物忘れが激しい、集中できないなどの症状がでてきます。

私の経験では、うつの方のほとんどは脳脊髄液の流れが悪くなっています。

もちろん原因はこれだけではありませんが、脳脊髄液の流れを改善させることでうつの改善も早まる方がほとんどです。では具体的な方法をお伝えします。

脳脊髄液の流れをよくするための後頭直筋のストレッチ

実は解剖学上、脳脊髄液の流れが悪くなりやすいところがあります。それはうなじの部分です。より正確にいうと頭蓋骨と首の骨の境目のところです。

脳脊髄液は、脳と脊髄を包んでいる硬膜という膜の内側を流れています。この硬膜がねじれるとホースがねじれて水が出にくくなるように脳脊髄液も流れにくくなってしまうのです。

この硬膜のねじれは、背骨や骨盤のゆがみでも起こりますが、次の図のように背中を丸めて顔を前に向けるような姿勢により、慢性的に硬膜がねじれます。

長時間パソコン作業をしている時や、姿勢の悪い状態でテレビを観たりするときに取ってしまいがちになる姿勢です。

首の関節は顔を上に向ける

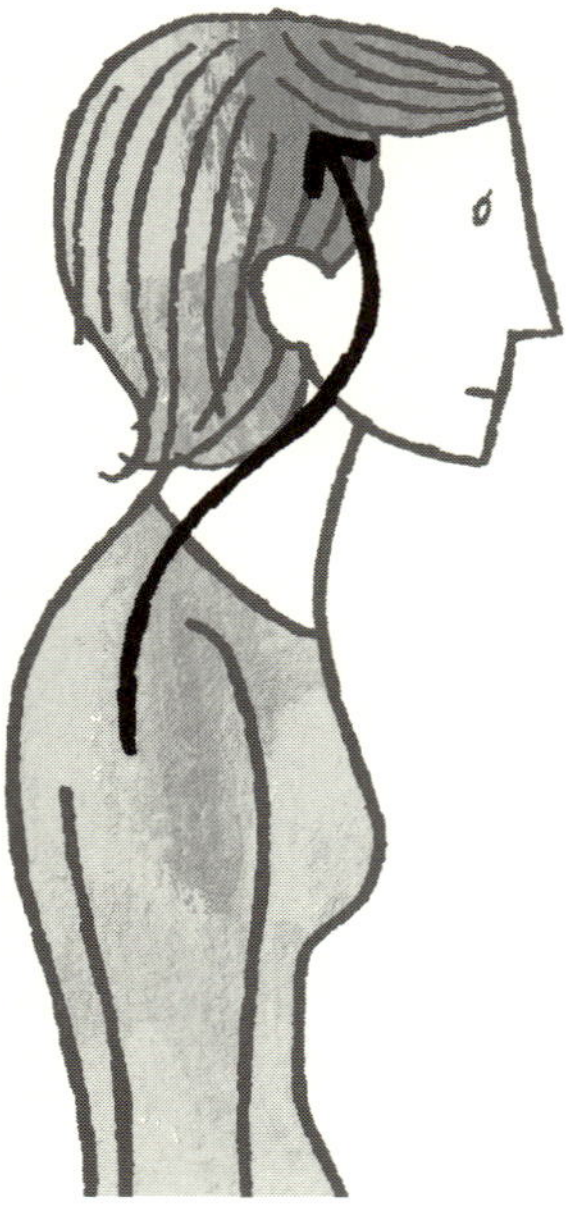

▲猫背で「硬膜」がねじれる

時に、上にある骨が下のある骨よりも後ろに移動することで上を向きます。しかし、頸椎一番（首の骨の一番上で頭蓋骨と接している骨）と頭蓋骨の関節だけは頸椎一番よりも頭蓋骨が前に移動します。

つまり、顔を上に向ける時は、首の骨までは骨が後ろに移動しますが、頭蓋骨は前に移動してしまうのです。その結果、硬膜のねじれが起きて脳脊髄液の流れが悪くなるのです。そしてこの姿勢を長い期間続けていると、筋肉が緊張し、縮んでしまうのです。

この筋肉は、後頭直筋という小さな４つの筋肉なのですが、関節の角度を保持するための筋肉です。そのため、一度この姿勢で筋肉が緊張して縮むとこの悪い姿勢を保持しようとしてしまうのです。つまり、硬膜がねじれて脳脊髄液の流れが悪くなる状態を保持してしまい、うつになりやすい状態を作ってしまうのです。そこで、この後頭直筋をストレッチさせて、硬膜のねじれを元に戻しやすくして、脳脊髄液の流れを改善させることが必要なのです。

それでは後頭直筋のストレッチを具体的にお伝えします。

①まず、首と頭の境目あたりを蒸しタオル等で2～3分程度温めます。温めることで、筋肉の緊張が取れやすくなります。

②姿勢を正して顎を引くようにします。そして両手を組み、後頭部よりも少し上に手をのせます。

③肩が上がらないように肩や腕の力を抜き、顎を引いて顔を下に向けます。この時、首の後ろの下の部分ではなく上の部分（頭蓋骨と首の境目）が伸びているか確認して下さい。ただ首の後ろを伸ばそうとすると首の下の筋肉が伸びてしまい、伸ばしたい後頭直筋が伸びません。コツは首や背中を曲げないようにしながら、顔だけを下に向かせるようにすることです。頭には手の重み以上はかけずに強く伸ばさないようにして下さい。

④次に、うなじが軽く伸びていると感じたら、そのまま30～40秒ぐらい維持します。

呼吸は決して止めないようにして下さい。

⑤5〜6秒かけて顔をゆっくり元に戻し、10秒後に再度同じように後頭直筋を伸ばします。そして、今度は小さく右を向き30〜40秒維持し、次に左を向いて同じようにして下さい。

途中で痛みが出たり、気持ちが悪くなった場合は中止して下さい。力を抜いて再度小さな角度で行って下さい。

④と⑤を2〜3回繰り返したり、次に紹介する後頭直筋の解放運動を交互に行うと、脳脊髄液を止めるような姿勢が少しずつ改善してきます。後頭直筋は日常でストレッチされることはあまりありませんので、いっぺんに行わずに少しずつ行って下さい。体にいいことでも過剰に行うと逆に悪くなってしまいます。

後頭直筋の解放運動

後頭直筋をストレッチしても、その筋肉に縮むクセが残っていると、また縮んでしまいます。そのため後頭直筋の縮むクセを解放させる運動を行います。体は意識的に、ある筋肉に力を入れ緊張させると、無意識的にその筋肉と反対の動きをする筋肉の緊張がゆるむようになっています。例えば肘を曲げようとする際、力こぶを作る筋肉である上腕二頭筋が緊張しますが、無意識に肘を伸ばす筋肉である上腕三頭筋という筋肉の緊張がゆるむのです。もし上腕三頭筋の緊張がゆるまらなかったら、肘を曲げるのに肘を伸ばそうとする筋肉が緊張するため、肘を曲げることができなくなってしまいます。これは相反性抑制といって、反対の動きをする筋肉を同時に緊張させないようにしてスムースに動けるようにする無意識的な動きです。

つまり後頭直筋が緊張しやすいのならば、その反対の動きをする筋肉を緊張させることで、後頭直筋の緊張はゆるませることができます。後頭直筋の反対の動きをする筋肉は、専門的にいうと**頭長筋**や**前頭直筋**になります。ここでは分かりやすく顎を引く筋肉と言いましょう。

後頭直筋は首に対して頭を伸展させますが（顔を上に向かせる）、この顎を引く筋肉は首に対して頭を屈曲させます（顔を下に向ける）。つまり、顎を引く筋肉を緊張させると後頭直筋がゆるみやすくなり、脳脊髄液の流れがスムースになるのです。逆にいうと、うつの方は、後頭直筋が緊張しているおかげで頭長筋や前頭直筋がゆるみっぱなしで緊張できないのです。先ほどもお伝えしましたが、健康な体には筋肉の適度な緊張が必要なのです。そうでないとどちらかが過剰に緊張し、どちらかが過剰にゆるんでしまい、体がゆがんでしまうのです。では後頭直筋の解放運動をお伝えします。

①まずは布団などを丸めて、20〜40センチの高さのクッションを作ります。

②そのクッションが頭の上に来るように仰向けに寝ます。

③腕をバンザイして、そのクッションに乗るかどうかを確認します。肩の動きが悪

い人はクッションの高さを上げて下さい。

④次に顎を引きながら頭を床から数センチ上げます。床から離れていれば、たとえ1ミリしか上がっていなくてもかまいません。

⑤頭を上げたまま、腕でクッションを床に軽く押して下さい。

⑥3～4回行ったら、力を抜いて、頭と首の境目が開いている感覚を感じて下さい。

これは少しきつい運動ですので、絶対に無理せずに少しずつ行って下さい。疲れたら頭を床に降ろして腕の力

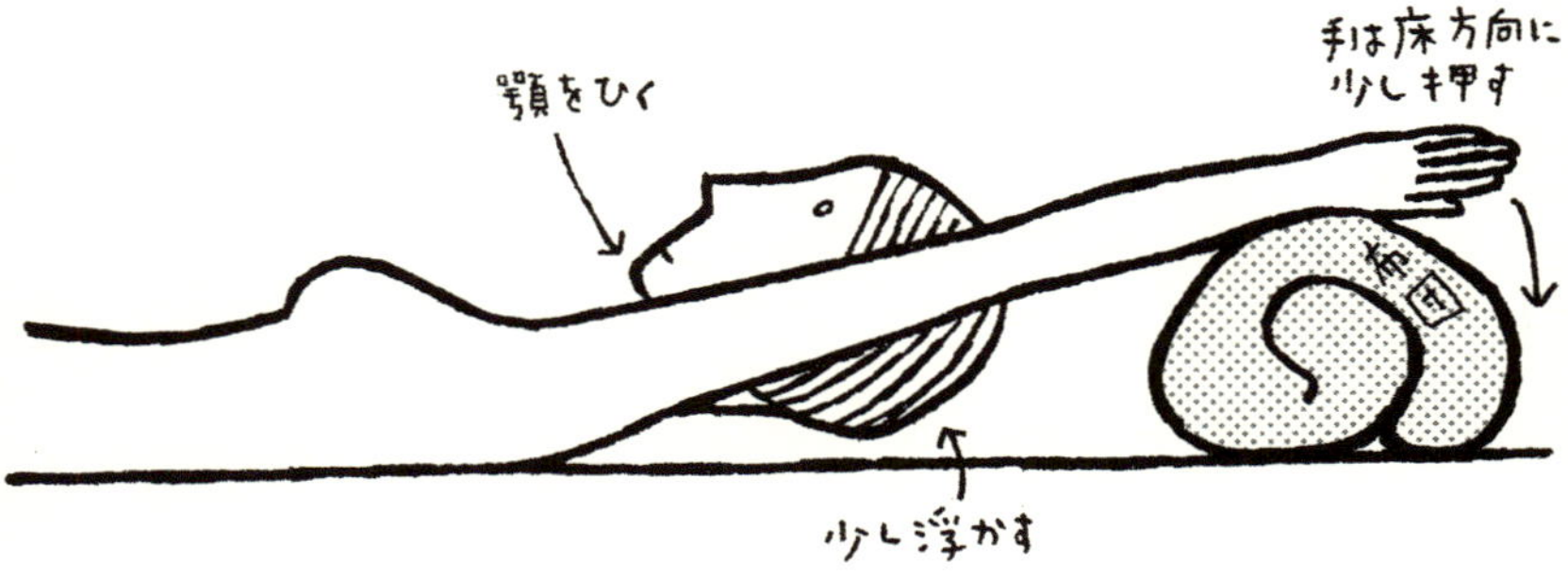

も抜いて下さい。呼吸を止めないように注意し、気分が悪くなったり違和感がある場合は中止して下さい。

うつが段々とよくなる特別な呼吸法

◆脳脊髄液の流れを呼吸と背骨の動きで改善させる方法◆

うつの方で呼吸に問題がないという方はほぼいません。

それぐらい、**うつと呼吸は関連が深い**のです。

先ほどもお伝えしましたが、呼吸に問題があると酸素が十分に取り入れられないためエネルギーの生産が不足します。また、呼吸は自律神経を通して心と体を結ぶものなので、呼吸が悪くなると心にも体にも悪い影響を与えてしまうのです。

呼吸法は、様々な書籍でも紹介されていますので、本書ではあまり知られていない

「背骨呼吸法」をお伝えいたします。**「背骨呼吸法」とは、脳脊髄液の流れを改善し、うつを改善させる呼吸法**です。

１８９９年にウィリアム・サザーランドが発見した頭蓋骨の動きですが、１９００年代には背骨や骨盤も頭蓋骨と一緒に小さな動きがあることが発見されました。これを**「第一次呼吸システム」**と呼びますが、この小さな背骨の動きも頭蓋骨と同じく脳脊髄液の正常な流れに必要な動きになります。

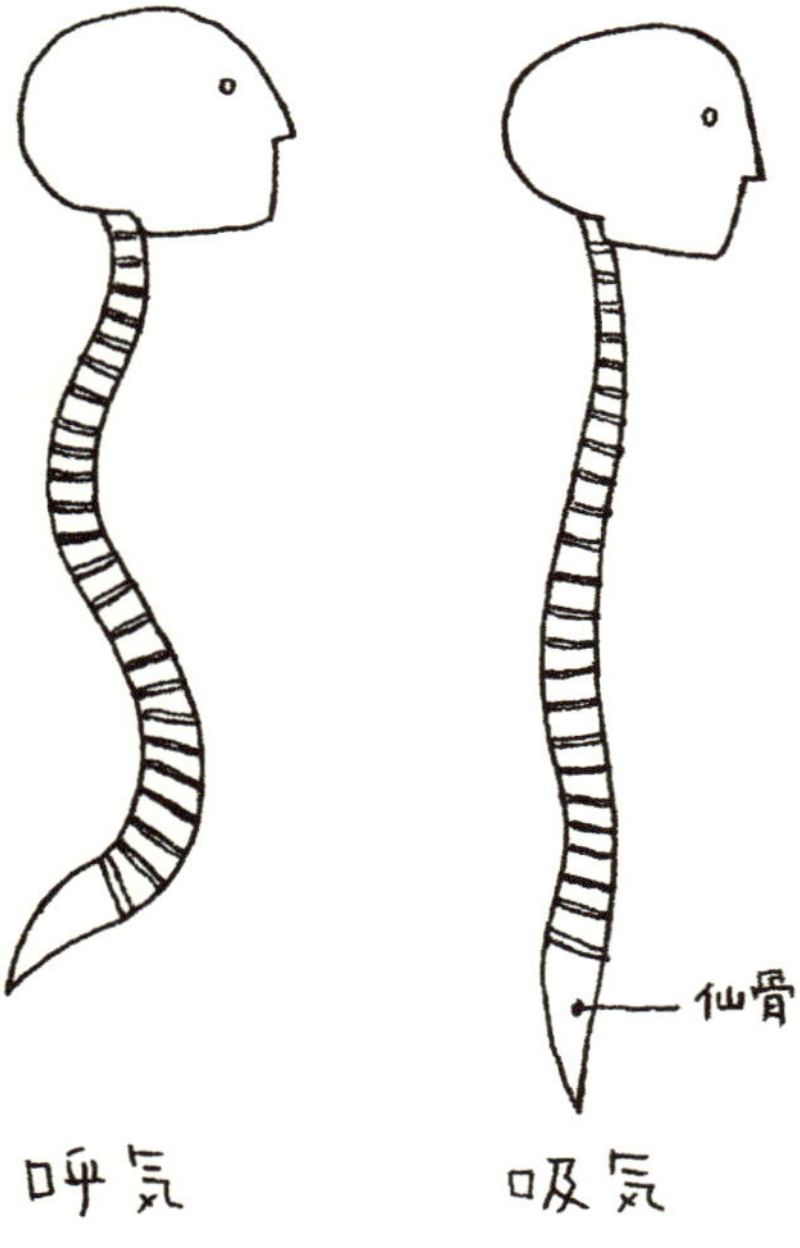

▲「脳脊髄液」の流れ

脳脊髄液の流れは脳の機能を正常に保つのに必要だとお伝えしましたが、うつの方は頭蓋骨の動きと共にこの背骨の小さな動きもなくなっている方がほとんどです。

私の経験上、背骨呼吸法を行うと、この背骨の小さな動きが回復し、頭蓋骨の動きも改善しやすくなり、脳が正常に働きやすくなります。

背骨も頭蓋骨も動きが出てくれれば、脳脊髄液の流れが改善し結果的にはうつも改善しやすくなります。

背骨呼吸法

「背骨呼吸法」は、第一次呼吸システムである頭蓋骨や、背骨の動きを促進させ脳脊髄液の流れを改善させる呼吸法です。

第一次呼吸システムは、頭蓋骨が膨らんだり元に戻ったりすることとお話ししましたが、頭蓋骨が膨らむときを吸気（きゅうき）といい元に戻るときを呼気（こき）と言います。第一次呼吸システムの吸気の時に背骨は生理的湾曲が小さくなり背骨がまっすぐ気味になります。そして呼気の時には湾曲が大きくなりS字が強くなるという動きがあります。

「背骨呼吸法」は、呼吸をしながらこの第一次呼吸システムの背骨の動きを行います。息を吸う時には背骨をまっすぐ気味にして、息を吐くときには背骨を曲げ気味にするという動作を行います。力を抜いて大きく呼吸をすることが重要になります。では、具体的にどのように背骨を呼吸と一緒に動かすかを腰の部分と背中の部分に分けてお伝えいたします。

［背骨呼吸法の腰の動き］

①股関節と膝を軽く曲げ、足を肩幅に開き立ちます。

②大きく息を吸いながら恥骨を上に上げ、お尻が下を向くように骨盤回転させます。

左のイラストのように、このとき、腰の骨はまっすぐにします。背中も一緒に丸まらないように気を付けましょう。腹式呼吸ができる方は腹式呼吸で行って下さい。普通に呼吸するよりも空気がお腹の下の方まで入り、重心が下がるとともにたくさんの空気が吸えるようになるのが分かると思います。

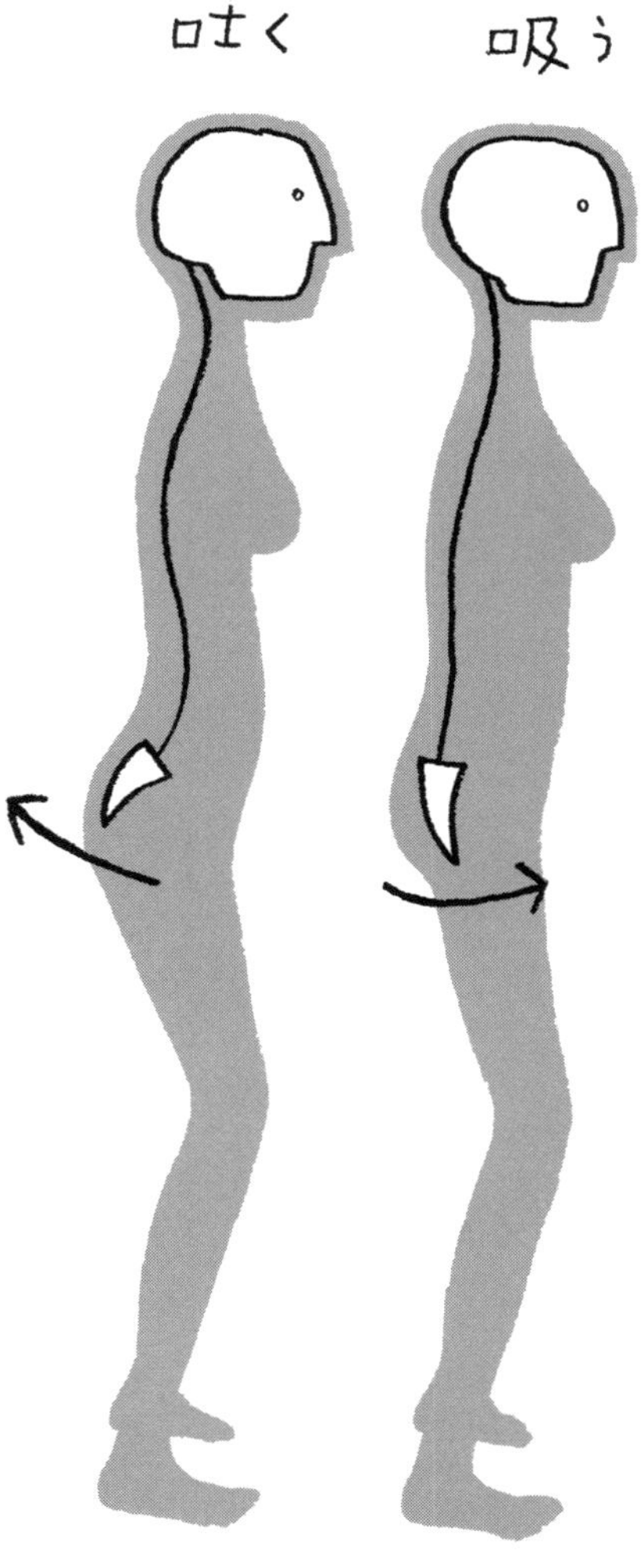

▲背骨呼吸法の「腰」の動き

③次に息を吐きながら、腰を元に戻すようにします。腰を少しそらしてもよいので、吸う時とは反対に、恥骨が下がりお尻が上を向くように骨盤を回転させます。

これを繰り返し行うのが「背骨呼吸法」の腰の動きです。最初は慣れないので大変かもしれませんが続けてみて下さい。段々と呼吸をするのが楽に感じるようになります。この呼吸をしてリラックスするようになれば、うまくいっている証拠です。

［背骨呼吸法の背中の動き］

①腰バージョンと同じように足は肩幅、腰と膝は軽く曲げて立ちます。

②息を吸いながら胸を張るように背中を動かします。このとき腰がそらないように気を付けて下さい。

③次に、息を吐くとともに、背中を元に戻します。背中の筋肉をゆるませて、自然

な背中に戻します。こちらも行っているうちにリラックスしていきます。

この**腰の動きと胸の動きを一緒に行うのが「背中呼吸法」**です。

この呼吸を行うと、第一次呼吸システムの動きである頭蓋骨や背骨の動きが改善し、脳脊髄液の循環も改善していくのです。

結果的には、脳の機能が正常になりやすくなり、うつが改善しやすい状態になります。立ってうまくできない場合は、仰向けで行っても構い

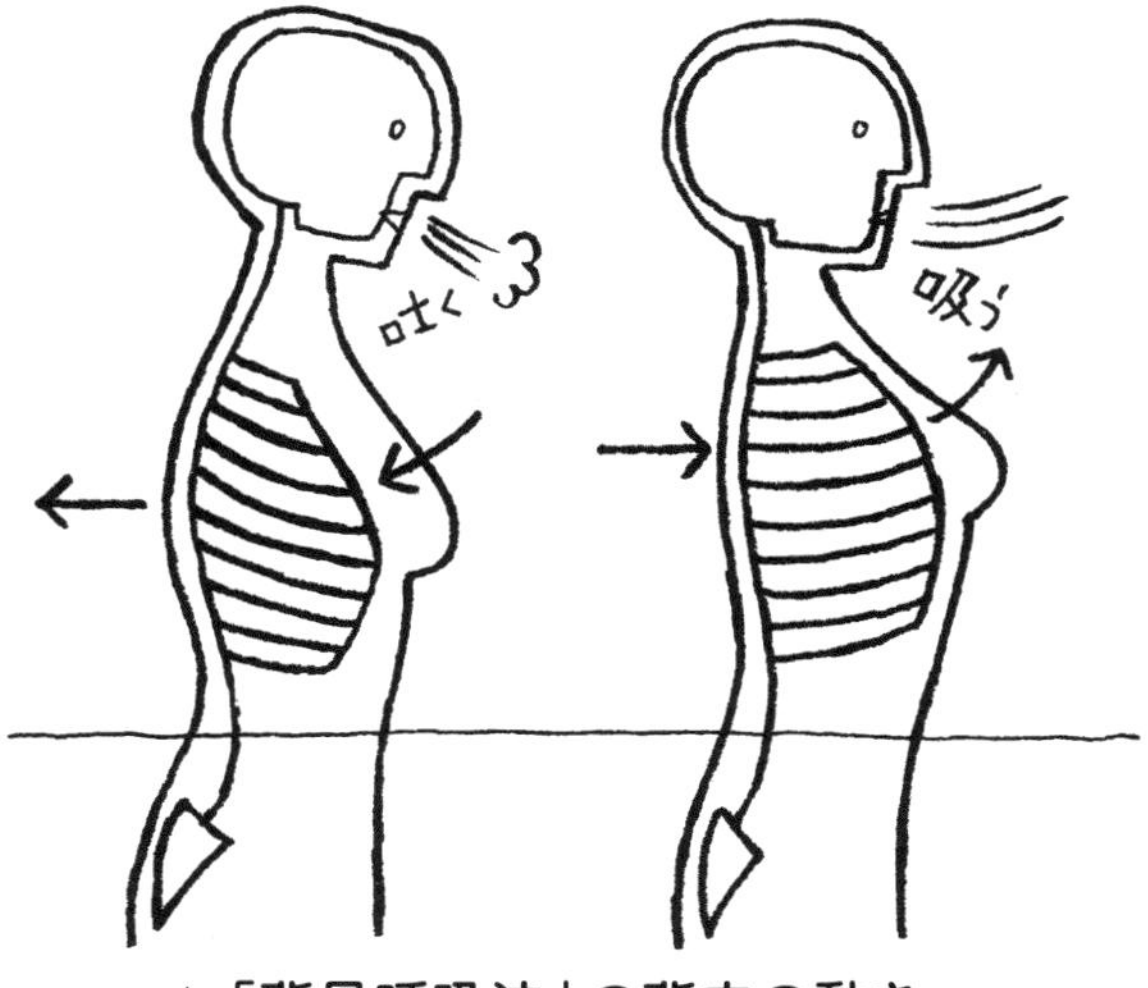

▲「背骨呼吸法」の背中の動き

ません。
その際、膝を曲げるとやりやすくなります。
難しい場合は、腰の動きと背中の動きを別々に行ってもかまいません。

体呼吸法

頭蓋骨や背骨が、第一次呼吸システムで小さく動いているとお伝えしましたが、ウィリアム・サザーランドは体全体も微妙に膨らんだり元に戻ったりしていると提唱しています。

普通の方が聞くと驚くかもしれませんが、１９００年代以降オステオパシーという手技療法の世界では、これは常識的な知識になっています。そして緊張している筋肉は過剰な緊張が続き、この膨らんだり元に戻ったりする動きがなくなっているのです。そのために、エネルギーの流れが悪くなり、うつに至っているのです。そこで、呼吸法を使い、この緊張を取っていくのが**「体呼吸法」**です。

この「体呼吸法」は、意識とイメージを使います。

①最初に体の気になる部分を一つ上げます。首が凝るなら首、お腹に違和感があるならお腹など、症状や緊張、痛み・不快感などがある場所ならどこでも構いません。

②次に大きく呼吸をします。呼吸をするときに胸やお腹に空気が入り、膨らんだり元に戻ったりする感じを感じて下さい。

③そして気になる部分に手を当てて下さい。息を吸う時には気になる部分にも少し空気が入って膨らみ、息を吐くとともに元に戻るような意識やイメージをしながら大きく呼吸をします。3～5分間続けましょう。

人間の体は意識している通りに動こうとしますので、敏感な方なら大きく呼吸をすると、手を当てた部分がなんとなく膨らんだり元に戻ったりするのを感じられる方も

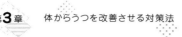

いるでしょう。健康な方ほど、体全体が膨らんだり元に戻ったりしています。

うつ改善の運動法・整体法

横隔膜弛緩法

脳脊髄液の流れを改善する呼吸法をお伝えしましたが、呼吸を行う筋肉として重要なのが横隔膜です。横隔膜は意識でも動かせて無意識（自律神経）でも動く筋肉として有名です。

この横隔膜が緊張して固くなっていると呼吸が浅くなり、自律神経が乱れることになりますし、酸素が足りなくなり、エネルギーの生産が遅れるようになります。

また、先ほどご紹介した呼吸法も含めて、多くの呼吸法がやりにくくなります。

主な原因は２つです。

「首の筋肉の緊張や首のゆがみ」と、「度重なる感情の抑え込みによる横隔膜の過剰な緊張」です。ではそれぞれをご説明いたします。

脳からの呼吸の指令は横隔神経を通って横隔膜に届くのですが、横隔神経は首の骨の3番4番5番から出ています。そのため、首の筋肉が過剰に緊張すると横隔神経が締め付けられ、横隔膜の動きが少し低下することがあります。

呼吸は一日2万～3万回ぐらい行われますので、少し動きが悪くても一日の呼吸する酸素の総量にするとかなり少なくなってしまうのです。

また、怒りや悲しみなど、感情を抑え込むときは筋肉が緊張するとお伝えしましたが、横隔膜は感情の抑え込みのためによく使われる筋肉です。

感情を抑えている時は横隔膜が緊張し呼吸が浅くなりますが、これは感情に酸素というエネルギーを与えないように無意識に工夫しているためです。感情の抑え込みが多いと横隔膜は段々と緊張し固くなってしまうのです。

うつの方のほとんどは、横隔膜が緊張して固くなっています。そのため、横隔膜をゆるめる必要があるのです。ここでは簡単な横隔膜をゆるめる横隔膜弛緩法をお伝えします。

①まず首の筋肉をゆるめるため、楽に座った状態で首を右周りで回します。一周が15秒程度になるようにゆっくり回しましょう。痛いところは無理して行わないで下さい。そして右周りに5周回したら、今度は左回りに5周回して下さい。

②次に膝を立てて仰向けに寝ます。布団や枕などを使い、少し上体を起こし気味に

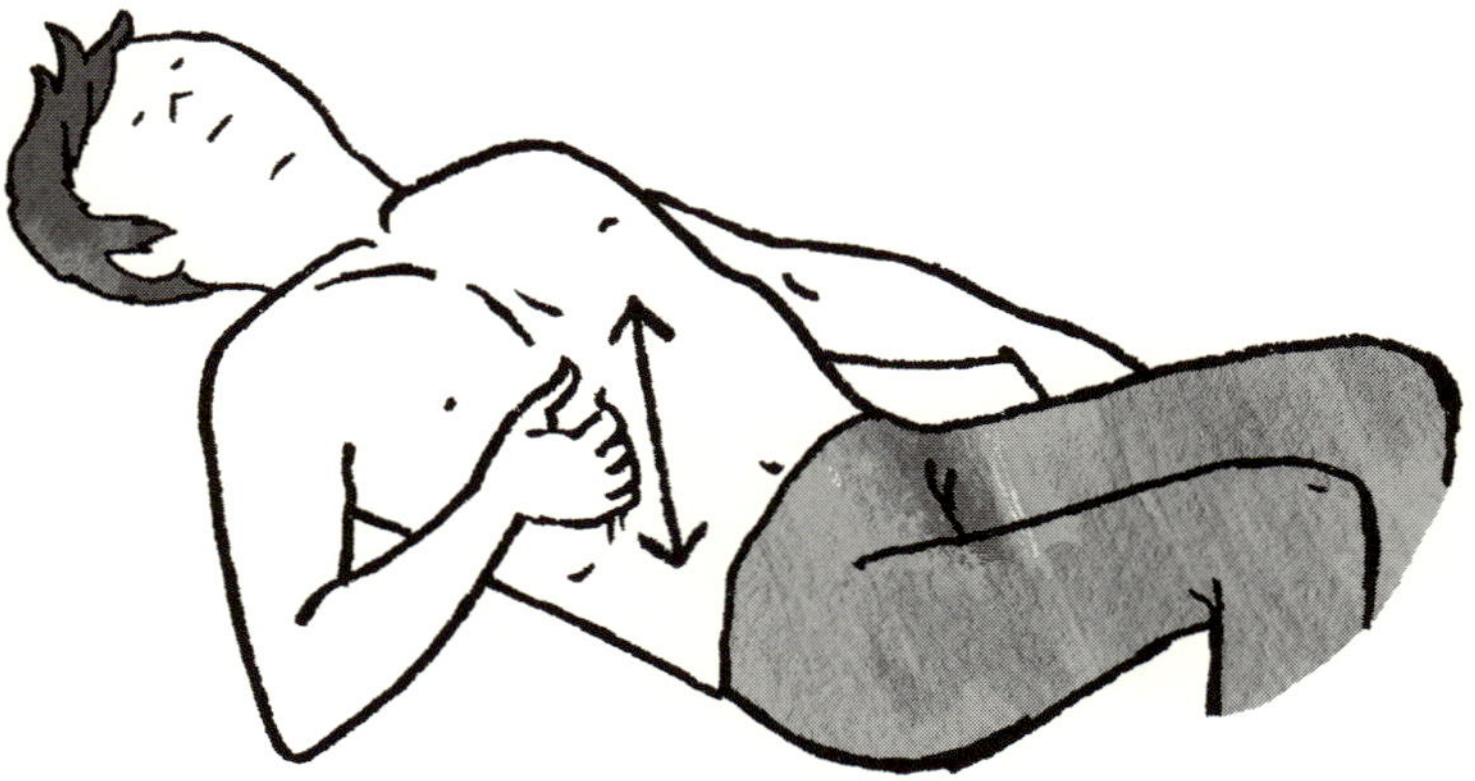

▲「横隔膜」をゆるめる方法

するとやりやすくなります。

③2～3回深呼吸をします。できる人は腹式呼吸で行って下さい。

④肋骨の下（季肋部といいます）に指を入れるようにして下さい。あまり痛くない程度に少し外側に向けて上方向に入れます。

⑤指を入れたら呼吸をしながら肋骨にそって内側の上方と外側の下方に手を3往復ぐらい動かします。一往復で7～8秒かかるようにゆっくりと動かしましょう。

⑥手を放し、再度2～3回深呼吸します。

多くの方はこれだけで呼吸が楽になるのを実感できると思います。

ただ、④の時に痛くて指が入らない方は無理せずに少しずつ行って下さい。

効果は落ちますが、痛いのに無理してやると横隔膜が余計に緊張してしまいます。

◆溜まった感情の出し方◆

怒りや悲しみなどの感情が溜まった時は、家族や友人に話を聞いてもらうだけで心が楽になりますが、抑え込んだ感情を出して筋肉の緊張を取るには、その**感情の対象者がいない状態で、あたかもその対象者がいるつもりで感情を出すことが重要です。**

例えば上司にストレスを感じていたとします。

この場合、上司に対して本当は言いたいけど言えていないことがあると思います。そのため、目の前に上司がいると思ってその言いたいことを感情込めて言ってみるということです。

例えば「ふざけんなー」と言ってもいいでしょうし「バカヤロー」と言ってもいい

でしょう。そういう言葉が出ないときは「あの時あなたが……だったから私は非常に怒りを感じた」あるいは「悲しくなった」というような表現でもいいでしょう。

自律神経は空想と現実の区別がつきません。また、時間の感覚も分かりません。そのため実際に相手がいなくても、過去の出来事であっても、あなた自身が頭の中でその状況を思い出しそのことに入り込めば、自律神経はその時と同じように反応をして感情が湧いてきます。その感情は抑え

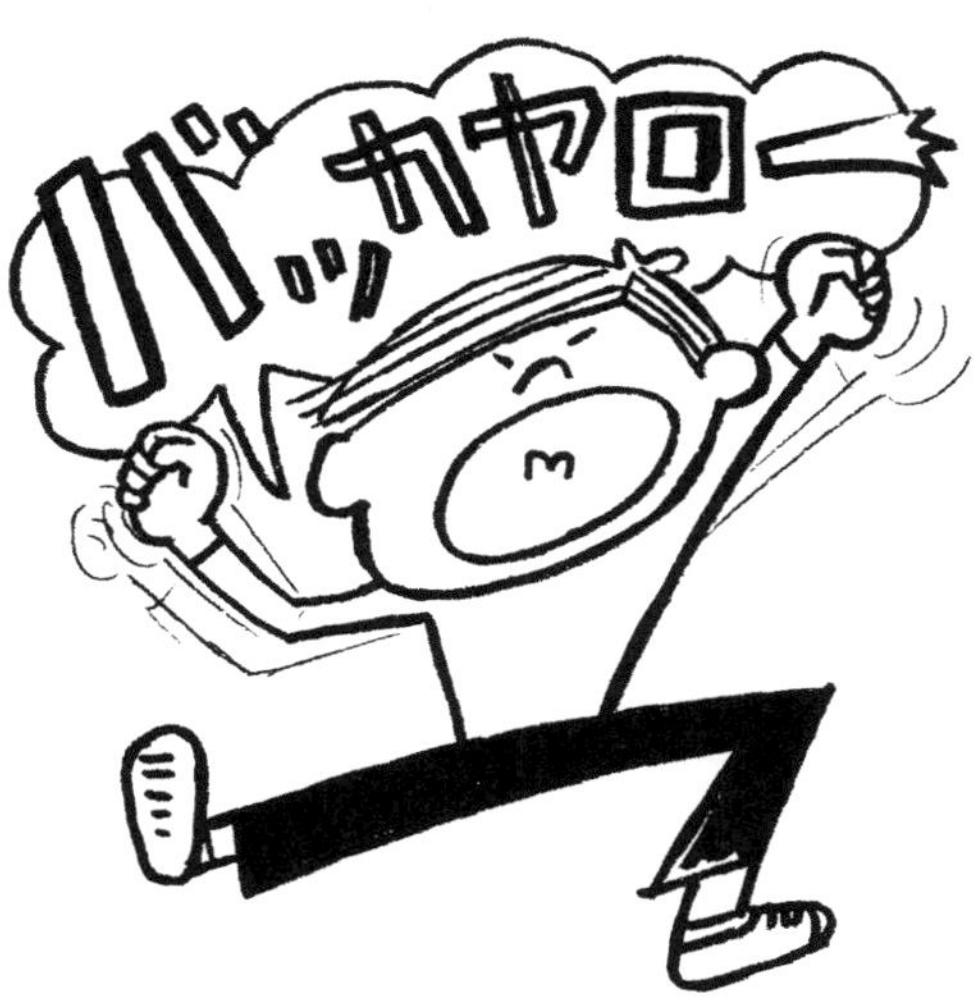

込んだか、あるいは十分に出せなかった感情ですので全て吐き出す必要があります。

精神科医のフリッツ・パールズが提唱した、ゲシュタルト療法ではこのようなことを2つのイスを使って行います。

イスを向かい合わせに置き、片方に自分が座り、もう片方のイスには対象が座っているとイメージします。そしてあなたがストレスを感じている相手に思っていることの全てを吐きだします。

あまりにも反社会的な言葉ですと「こんなことを言ってもいいのか」（例えば殺してやるなど）と思うこともありますが、**そのような言葉が言いたくなるほど自分はつらい思いをしたのだという思いも込めて、その言葉を言うことを自分自身にゆるし、言ってみて下さい。言ってみて気持ちがしっくりくれば、何度でも言いたいように言ってみて下さい。**

その言葉を言うことで言葉に込められた〝感情エネルギー〟があなたの体の外に出ていくことになります。

すると、言葉も感情エネルギーももう止める必要がないので筋肉の緊張も取れていきます。

この時、ただ言うのではなく、身振り手振りも使い、声の大きさ・抑揚・トーン・速さなども抑え込まないように感情を余さず表現してみましょう。

ためしに、頭に浮かんだ言葉をいろいろと言ってみて下さい。

その中で自分の気持ちにしっくりくる言葉は、抑え込んだ感情とリンクしていますので何度も繰り返し言ってみて下さい。

時には怒りの感情から、相手を叩きたくなることもあります。そのような時はイスに大きめのクッションを置き、新聞紙を丸めた棒などでそのクッションを叩いてみて下さい。これもとても重要な筋肉の動きです。

怒りのエネルギーは、自分で思っているよりもはるかに大きいエネルギーですので、素手で叩くと大ケガをすることがあります。そのため、ケガをしない配慮が必要になります。足で蹴飛ばしたい、踏みつけたいという衝動にかられることもありますが、そんな時は座布団などを重ねてそれを蹴飛ばしたり、スリッパを履いてペットボトルなど踏みつけたりしてもいいでしょう。その時に相手に言いたい言葉などがあればそれを声に出してみましょう。

筋肉を緊張させて感情を出さないようにしていることがうつの大きな原因の一つです。

感情を出さないようにしているのは今まで「感情を出すな」と教育されてきたということもありますが、感情を出すことにより起きる結果を恐れているということもあります。

しかし、ここでは相手がいないので関係性に問題が生じるという結果を恐れる必要はありません。小さなトラウマぐらいならば、これで解消することも多々あります。

この文章を読んで「そんな下品なこと私にはできない」と思った方は日頃から怒りの感情を抑えつけている可能性がとても高いです。

それが過剰になりうつになっていると考えられます。無理にやる必要はないですが、自分の幅を広げるために、俳優になったつもりでやってみてはいかがでしょうか。もし嫌だと思ったらやめてもかまいません。

また、この方法で感情を出していると違う感情が出てくることもあります。

例えば〝怒りを相手にぶつけていたら相手に感謝の気持ちが出てきた〟〝悲しい気持ちを伝えていたら怒りが込み上げてきた〟というようなことがあります。

この場合もその気持ちをイスに向かって伝えて下さい。

例えば「あなたは○○だから怒っていたけど、今それを言っていたら、過去にあなたにしてもらえたことを思い出し、感謝の気持ちが出てきた」という感じです。

湧いてくる感情は、どんな感情でも声や身振り手振りで外に出すことが重要です。

そして混乱したり、感情を出し尽くしたと感じたら大きく深呼吸しましょう。

イスに座ったままでも横になっても構いません。そしてリラックスしましょう。

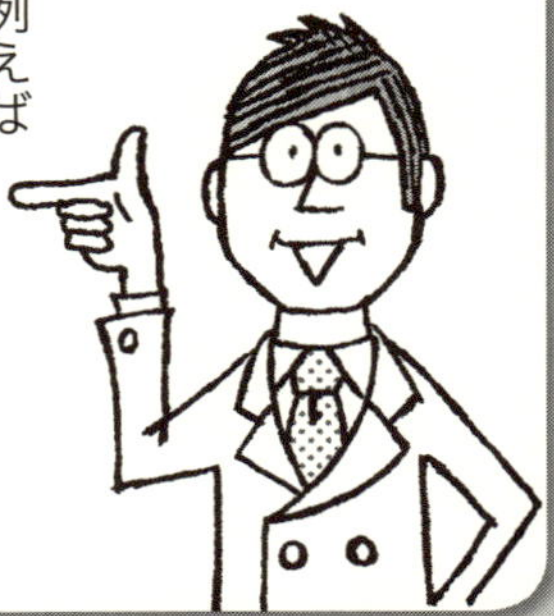

ちょっと専門的な知識③

●トラウマとは●

トラウマとは、精神的や身体的にとても大きなストレス（例えば命にかかわるようなこと）を受けたことが原因で、その後そのストレスがなくなっても長い間に渡りストレスを受けたときと同じような反応が体に起きてしまうことを言います。重症の場合、その出来事が脳裏から離れず、日常生活において大きな支障をきたすようになります。

このトラウマが解消されるとうつは改善に向かいます。

重症の方のトラウマ解消は専門家のもとで行うことが望ましいため、本書では小さなトラウマの解消のみを対象にしています。

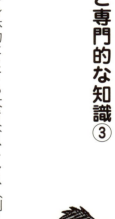

多くの場合、溜まった感情を出すと疲労を感じますが、これもそのまま感じて下さい。これは感覚の正常化のトレーニングにもなります。

そして体の感覚を感じながら更に大きく深呼吸をします。

こうすることで徐々にリラックスしていることに気付いてくるでしょう。


感情はいっぺんに出す必要はなく、少しずつでかまいません。

不安になった場合は中断してもかまいません。

感情が止めどもなく湧き出てきて怖くなる場合もありますから、感情の抑え方は次にご紹介いたします。また、このようなことは刺激が強すぎてできないという方は、**あなたがストレスを感じている人に「出さない手紙」を書いてみましょう。思う存分、あなたの本当の思いを書いて下さい。字を書くということは筋肉運動としては小さいですが、感情を出す練習になります。**

このゲシュタルト療法のやり方はとても有効なのですが、大きなトラウマがある方は専門家のもとで行う必要があります。自分には大きなトラウマがあると思う方、あるいはすでにＰＴＳＤなどの診断が下された方は、決して一人では行わず専門家に相談するようにして下さい。

◆◆感情の抑え方◆◆

感情を出していると自分自身でもびっくりするぐらい感情が出てくることがあり、怖くなってくることがあります。こんな時のために感情を抑える方法を知っておくといいでしょう。日常生活でも仕事など感情が出せない場合にも使えます。感情は体から抑えるやり方と頭から抑えるやり方があります。

頭から抑えるやり方としては、例えば「あの人にはよほどの理由があったのだろう」というような理屈をつけて納得する方法です。しかし脳の優先順位では、頭よりも体の方が優先されますのでこのやり方には限界があり、体から感情を抑えるやり方の方が有効です。

体から感情を抑える方法は、まず椅子に座っている場合や立っている場合、足の裏で地面をしっかりと感じて踏ん張りましょう。寝ている状態では仰向けになり膝を立てて足の裏を地面に押しつけるように踏ん張りましょう。そして大きく呼吸をしながら、その呼吸を感じて下さい。鼻や口から通る空気を感じたり、気管を通る空気を感じたり、肺が膨らむ感じを感じたりします。

その後、力の入りやすい場所（手・足・おなか・肩・首など）に力を入れましょう。意図的に筋肉を緊張させるのです。その時、その部分に意識を集中して下さい。呼吸は少しずつ普通の呼吸に戻していくことで感情が収まっていくのを感じましょう。

注意点は足の裏で地面を踏ん張ること、呼吸を止めないこと、力を入れていることを意識すること、そしてそこの筋肉の緊張を感じることです。

そして徐々に体全体に意識を向けて下さい。

力を入れているところや足の裏から、おなか、背中、肩、首、腕と体の中を順番にリサーチするように、体の各部の感覚をどんな感じか感じて下さい。例えば、顔が熱く感じる。頭が少し痛む。肩は緊張している。胸は締め付けられるように感じる。というようにただ感じるだけにして下さい。決して「頭が痛いな、あとで頭痛薬でも飲もう」というように、感じた後に何かをくっつけて考えないようにして下さい。ただ感じることに集中します。

そして最後に、そのような自分を上から見たらどのように見えるかをイメージしてみて下さい。

無意識に感情を抑え込むより、感情を抑える状況だと自らの意志を持って抑え込む方が体にかかる負担が軽くなります。ただし、抑え込んだ感情は体に溜まるので、その後に体のケアーと共に感情を出してもいい状況で、意図的に感情を出すように心がけて下さい。

◆あご・口の中・のどの自己整体◆

筋肉を緊張させて感情を抑え込むとお伝えしましたが、言いたいことを我慢するというのは口の中やのどの筋肉も緊張させています。そのため、過度に言いたいことを我慢するとそれらの筋肉の過度な緊張から、食いしばりや歯ぎしり・飲み込みづらい・息苦しい・うまくしゃべれない・ヒステリー球・咳・淡が絡む感じなどの症状が出てきます。

実はあごや口の中の筋肉は、吸うことに適した筋肉と咬むことに適した筋肉とに分けられます。そしてどちらの筋肉が緊張するかで症状も

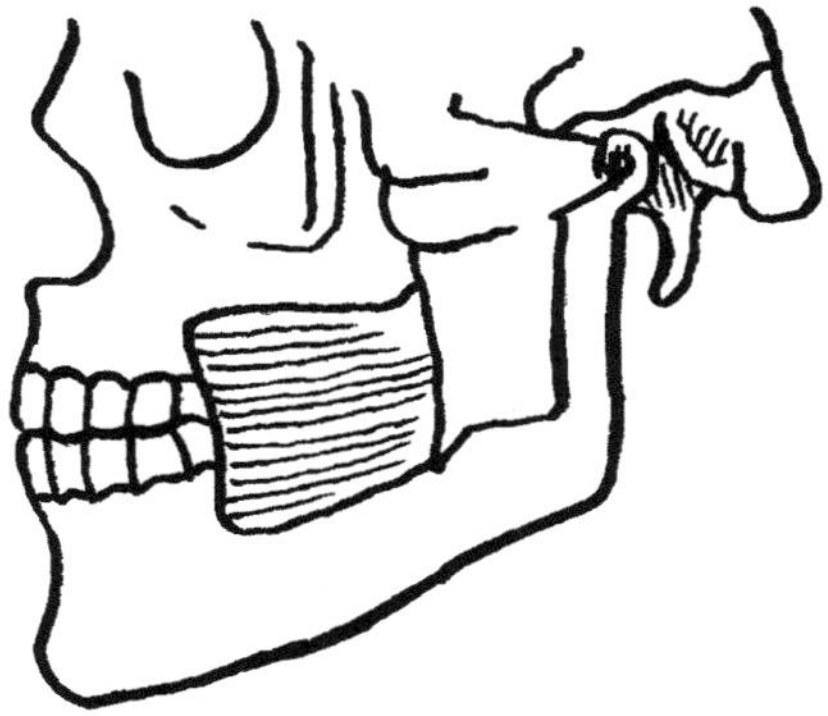

▲吸うことに適した「頬筋」

異なってきます。
ではそれぞれを説明していきましょう。

吸う筋肉は頬筋（きょうきん）といいストローで飲み物を飲むときに使う筋肉であり、赤ちゃんがおっぱいを吸う時に使う筋肉でもあります。生まれたての赤ちゃんでも吸う力はとても強く、授乳の仕方が悪いとお母さんの乳首に水泡ができるくらい強いのです。赤ちゃんはおっぱいを吸う時はお母さんに抱かれているので肌の接触もあり、母乳も胃の中に入ってきて満足を得られるので、吸うことで安心して副交感神経が働きます。そのため、ストレスを多く感じると大人の方でも無意識に吸う筋肉を使いたくなります。ストローでチューチュー吸いたくなったりタバコを吸いたくなったりするのはその典型です。吸うことで副交感神経を働かせ安心を感

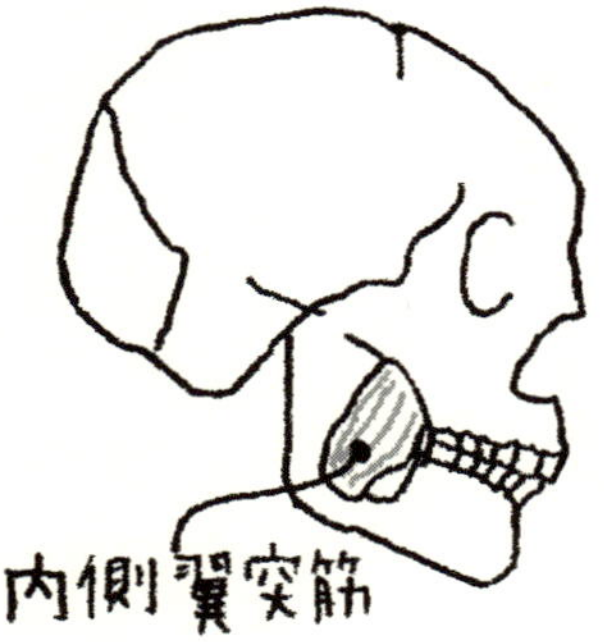

じようとしているのですね。しかし過度に行うと、頬筋が過度に緊張したままになり、その緊張が脳に伝わり自律神経の働きを乱してしまいます。

咬むことに適した筋肉は咀嚼筋（そしゃくきん）といい、側頭筋・咬筋（こうきん）・内側翼突筋（ないそくよくとつきん）のことをいいます。咬むというのは食事の時も使いますが動物では攻撃の時にも使われます。そのため咀嚼筋は怒りの感情の表現に使われます。歯ぎしりや食いしばりなどがその典型です。

意識的に怒りなどを抑えていても、眠ると無意識の動きが出てきます。そのため眠っている

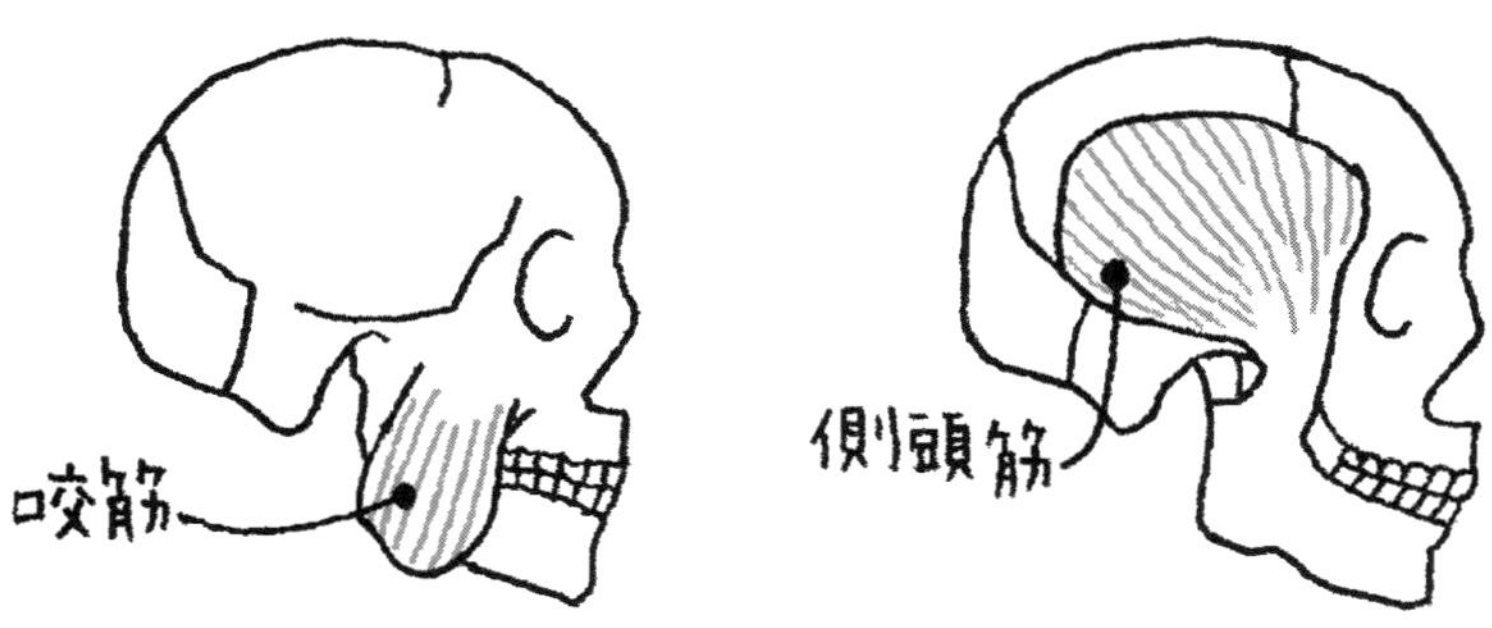

▲咬むことに適した「咀嚼筋」

時に歯ぎしりや食いしばりが出てくるのです。本来これらはストレス解消として感情を解放させているので悪いことではありませんが、過度になるとあごの筋肉や関節・歯を痛めてしまうことになりますし、その筋肉の緊張が脳に伝わり自律神経の働きを乱してしまいます。

頬筋も咀嚼筋も、過度の緊張があると、その緊張が脳に伝わって、うつ症状を悪化させてしまうのです。また頬筋は口の中を陰圧にします。また咀嚼筋の力は上顎骨(上の歯が付いている骨）を介して頭蓋骨に達します。これら2つのことは頭蓋骨をゆがませる原因になります。そこで、これらの筋肉の緊張を自分で緩和する方法をお伝えします。

頬筋や咀嚼筋がゆるむと、頭蓋骨のゆがみも自然と治りやすくなります。またこの方法は唾液も出やすくなりますので、うつ症状や抗うつ剤の副作用でもある口の渇きという症状の改善も期待できます。

頬筋の弛緩法

①口を閉じ開かないように口を手で押さえてから、できるだけ、ほほを風船のように膨らまして下さい。そしてその膨らませた感覚を覚えておいて下さい。

②手を洗い、左の人さし指で右のほほの内側を外側に引っ張ります。10秒×3回

③ほほの内側を引っ張りながら奥から手前、手前から奥というようにゆっくり指を移動させていきます。爪でひっか

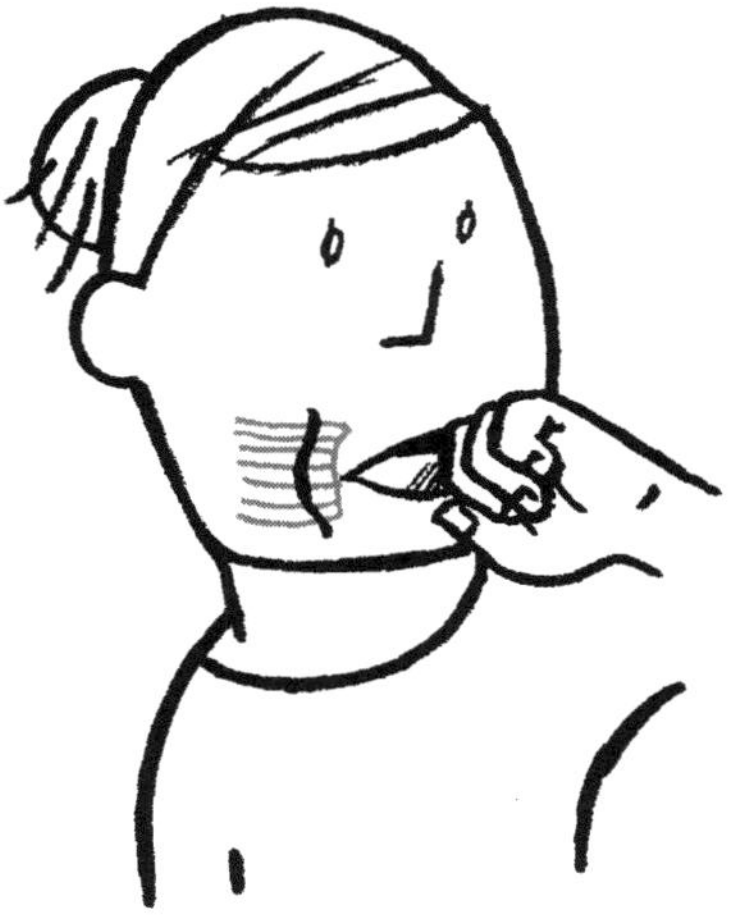

▲頬を風船のように膨らませ、左手の人さし指で、右のほほの内側を外側に引っ張ります

かないようにしましょう。

④ほほの内側を引っ張りながら上から下、下から上というように、ゆっくりと指を移動させて下さい。

⑤口を手で閉じてほほをできるだけ膨らまし左右差を比べます。右の方が膨らむ感じがあれば効果が出ています。左のほほも同じように行って下さい。

咀嚼筋の弛緩法

①口を大きく開けて下さい。縦だけではなく横にも大きく開けましょう。痛い人は無理に開けないで下さい。そしてそのまま30秒間経ちましたら、20秒かけて少しずつあごを閉じていきます。最後まで閉じるときに、歯と歯が当たらないようにし、あごが顔にぶら下がっている感じを感じます。これが力を抜いて閉じている通常

の状態です。

②頬骨の下に指を当てて、咬んでみましょう。膨らんで硬くなるのが咬筋です。この咬筋に力をいれないでゆっくりとマッサージしましょう。

③こめかみの部分には側頭筋がありますのでゆっくりとマッサージして下さい。こちらも咬むと固くなり少し盛り上がります。痛みがあまりない程度にしましょう。

④あごの後ろの角ばったところは下顎

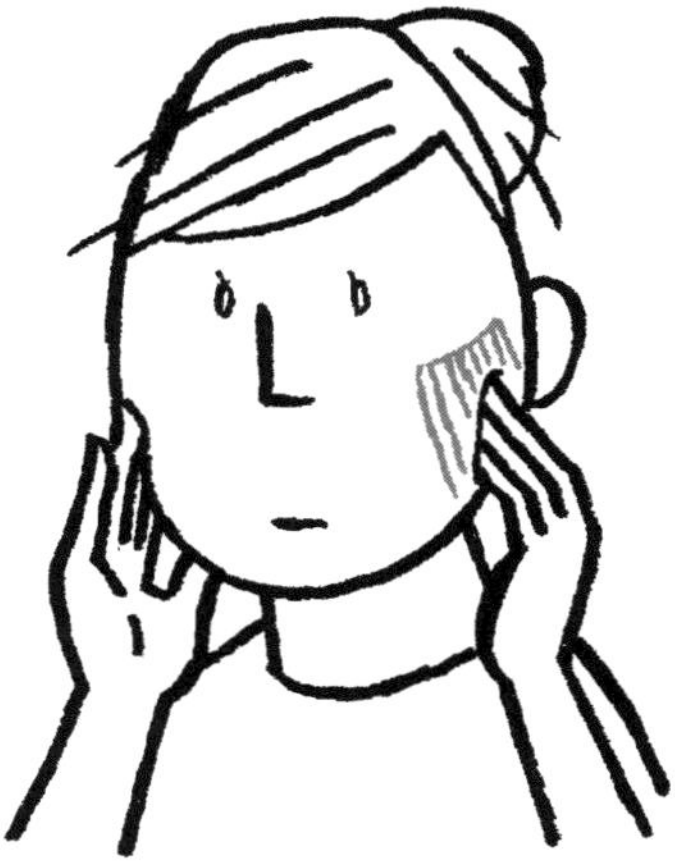

▲頬骨の下をゆっくりとマッサージします

角（かがくかく）といいますが、この裏側に内側翼突筋があります。下顎角の内側を触るようにすると内側翼突筋に触れます。ここも痛みがあまりない程度にマッサージしましょう。

⑤再度、口を大きく10秒間開けます。咀嚼筋がゆるんでいると先ほどよりも開けやすくなります（※詳しくは202～203ページのイラストを参考にして下さい）。

◆◆のどの整体法◆◆

のどの筋肉は飲みこむことに適した筋肉です。

飲み込むという動作は飲食物を口からのどと食道を通り胃に運びます。

のどの部分は咽頭収縮筋という筋肉が働くのですが、感情や言いたいことを抑え込むとこの筋肉が過度に緊張してしまいます。その結果息苦しくなったり、食べ物を飲み込みづらかったりする症状が出てきます。また食道は上3分の2が意識的に動かせますが、下の3分の1は自律神経の支配のため意識的に動かせません。そのため、自律神経が乱れることで、物を飲み込んでも、食道の上3分の2は飲み込んでも下3分の1は飲みこまない時があります。すると食べ物を飲み込んだ時に胸のあたりでつかえるような感じがします。これらの症状がある方は、次に紹介するのどの筋肉の弛緩法を行うといいでしょう。

のどの筋肉の弛緩法

言いたいことを我慢する時には、無意識にのどの筋肉を緊張させて言いたい言葉が出ないようにしています。それぐらいでもしないと、つい言葉が出てしまうぐらい感情はエネルギーを持っています。

のどの入り口には上咽頭収縮筋（じょういんとうしゅうしゅくきん）という筋肉があります。その下には中咽頭収縮筋・下咽頭収縮筋が連なってのどを収縮させます。

言いたいことを我慢するとこれらが無意識に緊張し収縮するため、息苦しい・飲み込みづらい・ヒステリー球・咳・淡が絡むなどの症状が出るのです。

このような方は、食後は避けて、手を洗いのどの奥に指を入れて「おえっ」とさせて下さい。意図的に嘔吐反射という反射をさせて咽頭収縮筋をゆるませるのです。やってみてのどがすっきりする方は咽頭収縮筋が縮んでいますので、毎朝起床時にやってみて下さい。胃に食べ物があると吐いてしまうこともあるので食後に行うのはやめて下さい。吐き癖のある方は過食した

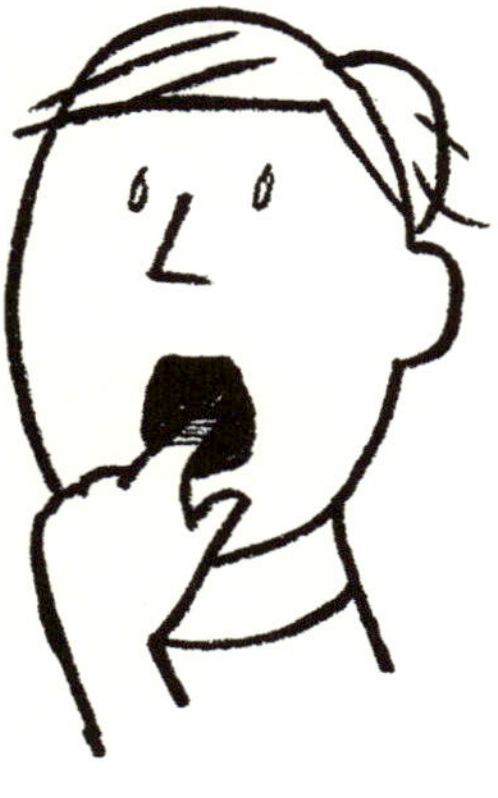

▲手を洗ってのどの奥に
指を入れてみましょう

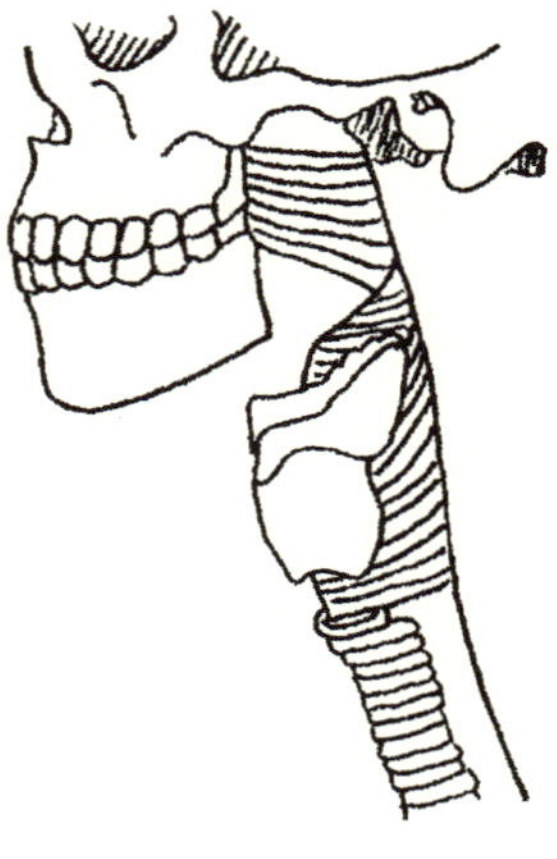

▲咽頭収縮筋

ものを吐くためにやっている方もおりますが、解剖学的にいうと嘔吐反射を使うことで咽頭収縮筋を広げすっきりさせているのです（嘔吐させると胃液が逆流し食道が炎症を起こしますので空腹時に行って下さい）。

過食で吐く方は、言いたいことなど感情を出さないかわりに食べたものを出しているのですね。そのため、「溜まった感情の出し方」（190ページ）でご紹介した方法で感情を出すことも重要です。

人前でも手軽にできる方法として、のどぼとけを左右にゆっくりと動かす方法もあります。左にゆっくり動かしたらそ

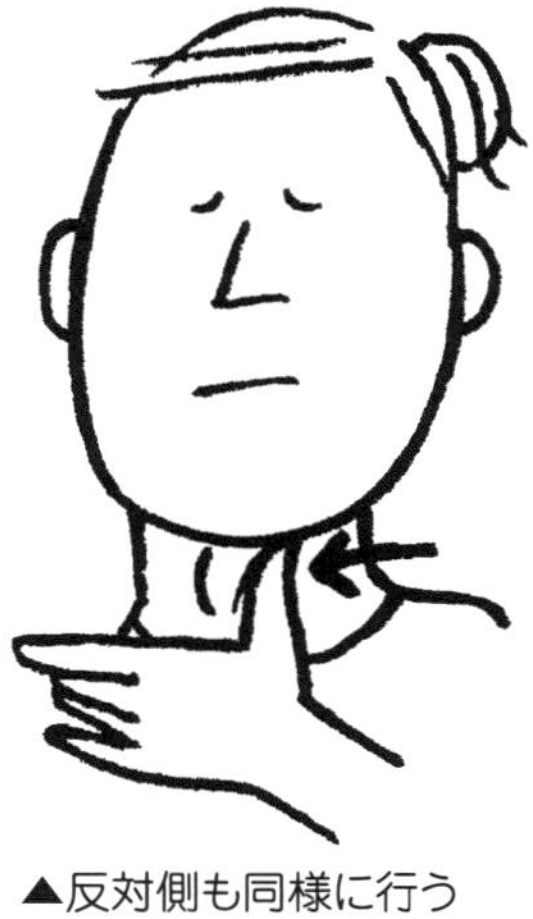

▲反対側も同様に行う

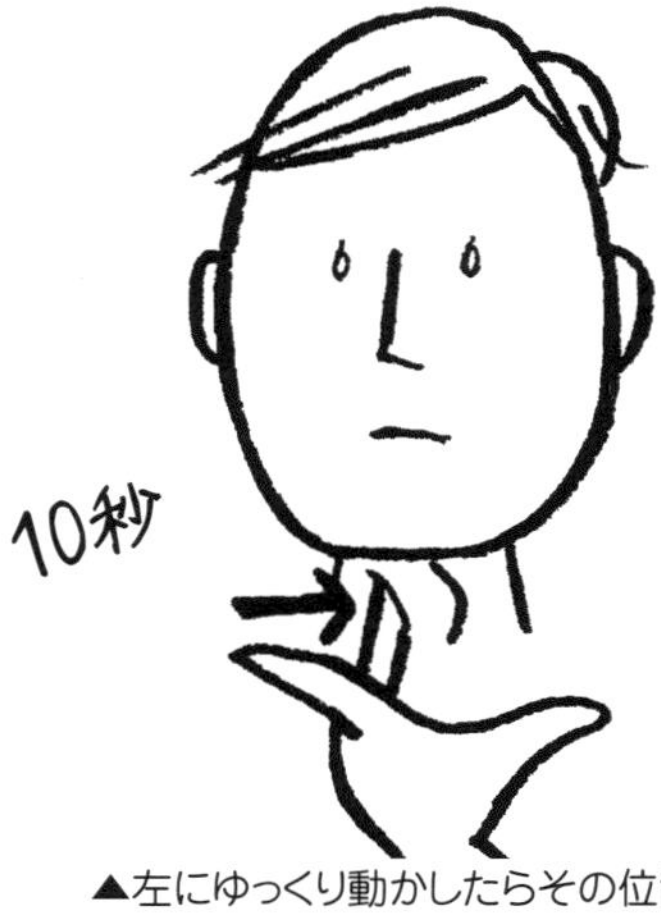

▲左にゆっくり動かしたらその位置を10秒くらいキープ。
2 ～3回つばを飲み込む

の位置を10秒ぐらい維持し、そしてつばを2～3回飲み込みます。そして右にも同じように行います。

うつとトキシン

うつを体から改善させるには食事についても触れておく必要があります。うつと関係する栄養素についてはいろいろな書籍がありますのでそちらを参考にしていただくとして、ここでは「トキシン」についてお伝えします。

トキシンとはうつになる可能性が高くなる「毒素」のことです。

毒素といってもフグ毒（テトロドトキシン）のように命にかかわる毒素ではなく、エネルギープロセスを狂わす刺激物です。アレルギー物質ほど体に症状を出さないので非常に分かりにくいのですが、トキシンはうつの症状を悪化させるのです。そのた

め、うつを改善させたい方にはトキシンを体に取り入れないようにする必要がありま
す。

しかし何がトキシンになるかは人によって異なりますし、トキシンへの耐性も人そ
れぞれ違います。そのため、他の方には大丈夫でも自分にはトキシンになるというこ
とがありますが、多くの方にとってトキシンになりえる代表的なものはカフェイン・
砂糖・小麦・ニコチンです。

トキシンは個々で異なるため、一般的には健康にいいと言われている食べ物が、あ
る人にはトキシンになることもあります。例えばあるうつの患者さんはレタスがトキ
シンでした。

またトキシンは食べ物飲み物だけでなく、体の中に入ってきたり触れたりするもの
全てに関係します。例えばある患者さんは、愛用していたラベンダーオイルがトキシ
ンでした。更に肌に直接触れるアクセサリーやパワーストーンなどもトキシンになり

えますし、洗濯洗剤や柔軟剤が残ってトキシンになっていた例もあります。元気な時なら何でもありませんが、うつになっている状態はトキシンにも過敏になりますのでできるだけ避けて下さい。

それでは、あなたにとって何がトキシンになるのかチェックする方法をご紹介します。

トキシンのチェック方法①

アレルギー専門医であるアーサー・コカは、奥さまの狭心症の症状からトキシンの発見方法を見つけました。正常な心拍は安静時に一分間に84を超えることがないため、ある食物を食べた後に心拍が84以上になることがあれば、その食物はその人にとって影響の大きいトキシンであり、それとは逆に食べた後に食べる前よりも心拍が6以上増えなければ、それはトキシンではないと考えてもいいと提唱しています。

（※注意：風邪・疲労・日焼け等は、脈拍を増やしますので考慮が必要です）

トキシンのチェック方法②

こちらは、先ほどのチェックよりも弱いトキシンでも見つけられます。食前にイスに座ってから数分間リラックスし、1分間の脈拍を計ります。これをAとします。食事の30分後に再度座って、数分間リラックスしてから1分間の脈拍を計ります。これをBとします。更に立ち上がって1分間の脈拍を計ります。これをCとします。BがAよりも十拍多く、CがAよりも20拍多かったら、食事の中にトキシンが含まれています。

食べる種類を段々少なくしていくと、何がトキシンだか突き止めることができます。例えば、食事の中にトキシンがあったとします。この食事の中にトマトが含まれていた場合、次の食事でトマトを抜いてみます。

トキシンチェックで反応があればトマトはトキシンではない可能性が高いです。もし、トキシンチェックで反応がなかったらトマトがトキシンだと分かります。

トキシンは一度摂ると再度摂りたくなる傾向があります。

そのため、好きな食べ物飲み物を5つ挙げてもらった場合、そのうち2～3個はトキシンだと言われています。好きな食べ物や飲み物からチェックを始めると自分にとってのトキシンを見つけるのが早くなります。好きなものが食べられなくなるのはつらいですが、それは最初だけです。

トキシンの特徴として「摂らなくなると、摂りたいと思わなくなる」というものがありますので、2～4週間やめられると摂りたいと思わなくなる場合がほとんどです。

また、トキシンであっても元気が出てくれればそれを食べることはできます。ですから一生やめなければならないわけではありません。体調の悪い時だけでも摂らないようにしましょう。

ちなみに脈拍のチェックは、手首や、首ののどぼとけの横あたりを軽く押さえて計って下さい。計れない方は脈拍も計れる自動血圧計などで計って下さい。

216

第4章

体からうつを改善させる総論

第4章 体からうつを改善させる 総論

感情の浄化と消化

本書では、私が現場で行っている「体からうつを改善させる方法」の一部をお伝えしました。

今までお伝えしてきたとおり、うつの原因は「筋肉の緊張」「頭蓋骨のゆがみ」「背骨・骨盤のゆがみ」からくるエネルギープロセスの低下です。

そしてこれらに大きく関係してくるのが「感情」です。

感情と体は密接に関係しており、本書の主題が「体」とすると副題は「感情」と言ってもいいでしょう。

感情の取り扱い方は2通りあります。**感情を外に解放するという方法**と、**感情を自分自身で浄化・消化するという方法**です。

つまり、**自分にとってマイナスの出来事が起きた時に、湧き上がる感情を外に解放するか、自分自身で浄化・消化することができれば、非常にうつになりにくくなります。**

感情はエネルギーですから「溜まった感情の出し方」などでお伝えした通り、外に出すべき感情は外に出す必要があります。しかし、感情は外に出しても出しきれないものやキリがないものもあります。

そういう感情には浄化や消化といった対応が必要になります。

感情エネルギーの浄化や消化とは、感情エネルギーを外に出すのではなく体内を循環させて体や心への影響力をなくしていくことです。感情というも

のが胃液などの消化酵素で溶けたり、肝臓の解毒作用のようなもので、無毒化されたりすると思って下さい。感情の浄化や消化が起こることで気分がスッキリしうつも改善していくのです。

この感情の浄化や消化をしている場所は、東洋医学的には、**内臓が深く関係しています。**

東洋医学の五行説では、怒り（肝臓）・喜び（心臓）・憂い（胃）・悲しみ（肺）・恐れ（腎臓）と関係があると言われています。

怒りを感じることが多いと肝臓が弱くなり、恐れを感じることが多いと腎臓が弱くなります。逆に肝臓が疲れていると怒りっぽくなり、腎臓が疲れていると怖がりになるということもあります。

また、ノルウェーの理学療法士であり心理学者でもあるゲルダ・ボイスンは「心理的腸蠕動運動」と称し、感情の浄化に腸の蠕動運動が関連していると述べています。

そして、筋肉は感情を抑え込む場所ですが静脈の血流を助ける働きもしています。更に脳脊髄液も循環することが必要ですのでおそらく感情とも関係しているでしょう。

つまり、**体全体で体液の循環が感情の浄化や消化に必要**だということです。

筋肉の緊張や頭蓋骨のゆがみや背骨・骨盤のゆがみがあると、感情の浄化や消化に必要な体液循環が妨げられてしまうのです。

うつの方が普通のマッサージを受けただけでも心が楽になることもありますが、これは施術者に話を効いてもらって感情の解放が行えたということもありますし、人に触れてもらい安心を得るということもありますが、体全体の循環がよくなり感情エネルギーの浄化や消化が起きているということもあります。

それらの一部が先ほどお伝えした後頭直筋のストレッチ・背骨呼吸法・横隔膜弛緩法・あご、口の中、のどの自己整体などです。

これらは、それぞれの筋肉をゆるめるという目的と共に、感情エネルギーを体全体に循環させて浄化や消化しやすくするという目的もあるのです。
当たり前のことですが、体の循環というのは本当に大切なのです。

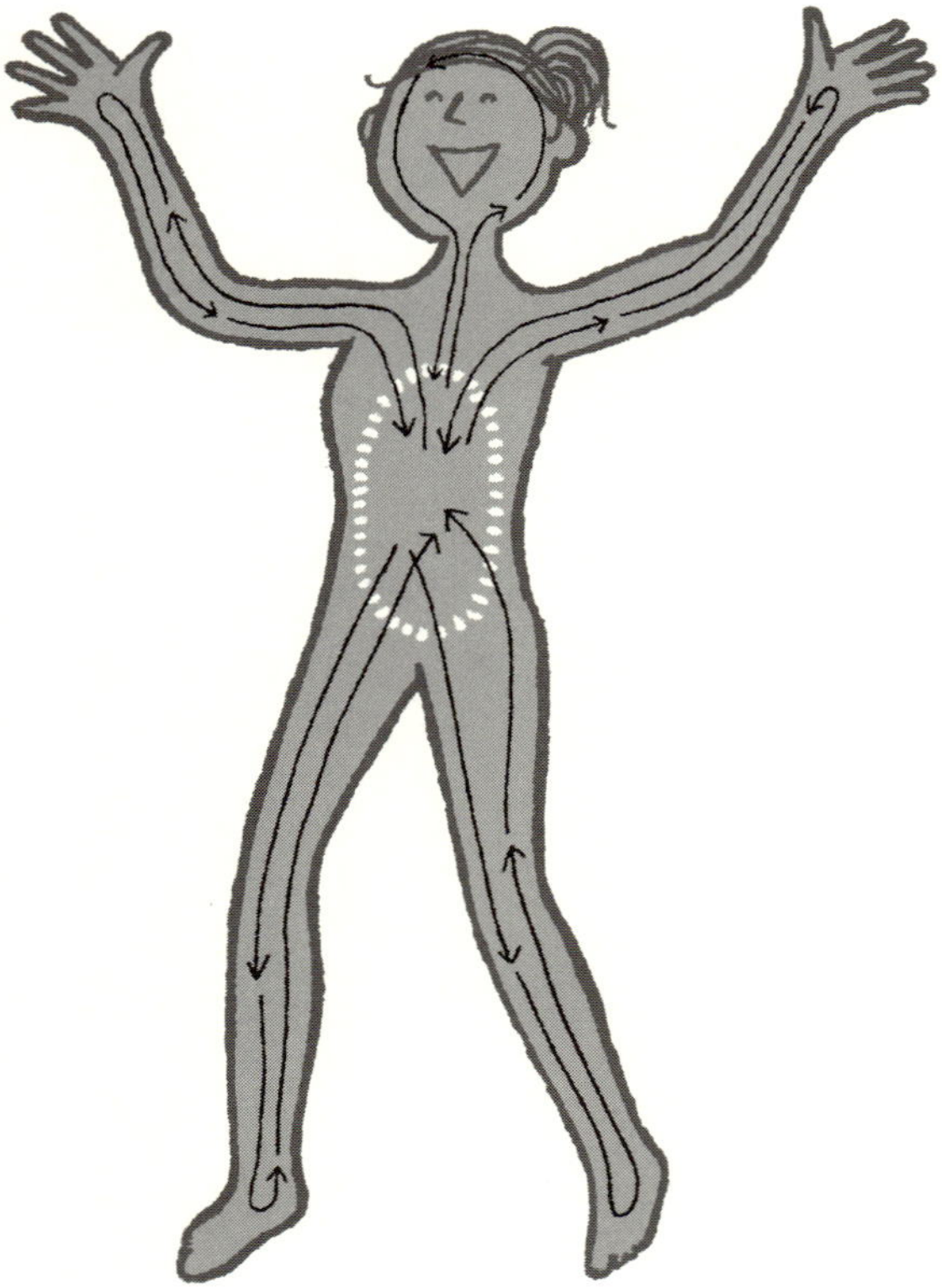

感じることからすべてが始まる

すでにお伝えしておりますが、ストレスが多くなると人は少しずつ感覚が鈍くなっていきます。すると、本当に体が求めていることが分からなくなります。人は無意識にいろいろなことを体で感じているのです。その感覚は、体の部位を使った慣用句にも表れています。

肩の荷が下りる・手も足も出ない・腑（お腹）に落ちない・胸が痛む・など、体を使ったものの言い方はたくさんありますが、これは人が感情をきちんと体で感じているからです。誰でも責任や負担がなくなれば肩の筋肉の緊張がゆるみ、全く力が及ばなければフリーズしてしまい手足の力が入らず、納得がいかなければお腹に違和感を覚え、良心に反するようなことを行えば胸に痛みを覚えるなど、体は常に無意識にいろいろなことを感じています。

しかし、今の時代はいろいろな原因でこれら体の感覚を感じにくくなっています。

その原因とは、変化のスピードの速さと刺激の多さです。現代では追い立てられるように変化を求められています。人は急げば急ぐほど集中はできますが、感覚はどんどん低下していきます。

実際の視野も心の視野も狭くなり、メディアを通じてのストレスから抜け出せなくなります。また、テレビやパソコン、スマートフォンなど、子供のころから刺激に日常的に接しています。そうした過剰な刺激＝情報のために交感神経が高ぶり、体が何を欲しているのかを感じられなくなります。

本来は体が欲することを行えば健康になれるのです。

動きたければ動く、休みたければ休む、食べたければ食べる、しゃべりたければしゃべる。どのように動くかも、どのように休むかも、どのようなものを食べるかも、どのようなことをしゃべるかも全て体が欲するままに行えばいいのです。

私は、菜食主義の方に今の体の状態ではお肉を食べた方がいいとアドバイスしたこともあります。この菜食主義の方は体がお肉を求めているのに、頭でお肉は健康に良くないと決めつけていたのです。そしていつも好んで食べている野菜が実はその人にとってトキシンであったのです。これでは元気になれなくて当然です。

このように現代は体の感覚を感じにくくなっているため、つい頭で欲することや社会的に正しいと思われることを行ってしまうのです。

本書をご覧の方は「うつを早く治したい」と思っていると思います。

早く治ればそれだけ早く仕事や学校に復帰したり、家事や育児もできるようになったり、社会生活ができるようになります。私もうつの時には一刻も早く治したいと思っていました。

しかしこれは、頭が欲していることであり体が欲していることではないのかもしれません。

人により異なりますが、私の経験上、多くのうつの方の体は、「ゆっくり休みたい」「言いたいことを言いたい」「感情エネルギーを出したい」と欲しています。

休めばエネルギーの生産がされ、感情を出せばエネルギーの循環と消費が

行われエネルギープロセスが改善されるのです。

もし体の欲することが行われないままですと、一時期うつが治ったとしても再発してしまう可能性が高くなります。もちろん、我々は動物ではありませんので体の欲するままに全てを行うことは無理があります。しかし、体を無視し続ければうつだけでなく他の病気になる確率も非常に高くなります。そのため、日々の生活の中で体の欲していることを感じようとする努力はとても重要です。そして可能な時には体の欲していることを行う。こういうことがうつを改善させるために必要なのです。

アーノルド・バイサーという医師はこのように言っています。

「人は自分でない者になろうとする時ではなく、ありのままの自分になる時に変容が起こる」

つまり、うつの方が早く治りたいと強く思うのは、自分でないものになろうとしていることなので非常に改善しにくくなります。

「ゆっくり休む」「言いたいこと言う」など体が欲していることを行うことは

「ありのままの自分になる」ということです。

体が欲することを素直に行うことで変容が起きる。つまり、うつから回復していくのです。そのためには決して急いではならないし、刺激も多くしてはいけません。

体が何を欲しているかを感じるために、急がずに刺激から離れてみる必要があります。

うつの方は瞑想やマインドフルネスなどに興味が向くこともあるでしょうが、「自分の体は今、何を感じているんだろうか」と、ただ体を感じようとするだけでも構いません。

座禅のように座らなくてもかまいません。

横になってやってもいいし、イスに座りながらでも構いません。

今、自分の体はどんな感じなのかを毎日数分でいいので感じてあげるだけでもいいのです。床に触れている背中はどんな感じか？　イスに触れているおしりはどんな感じか？　首や肩の緊張は？　お腹の感じは？　体に緊張や違和感がある所があればそこはどんな感じなのか？

「もしそこに色が付いていたら何色だろうか」「どんな形をしているだろうか」「そこに顔が付いていてらどんな表情をしているだろうか」「もし口があったらどんなことを言うだろうか」という問いを投げかけてもいいでしょう。

第3章の対策法でも時折お伝えしましたが、自分自身の体を感じつくしてみましょう。これを続けることにより自分自身の体を深く感じられるようになります。

対策法でお伝えしたことを行うことも大事ですが、うつの改善はまずは自分の体を感じることから始まるといってもいいでしょう。

感じつくすことでいろいろなことに気付きます。

すると……、

「自分は怒っていると思っていたら実は感謝もしていたのだ」

「悲しいと感じていたが実は怒っているのだ」

というような隠れた感情にも気付くこともあるでしょう。

感じることでいろいろな気付きが生まれ、自然と行動を変えられるのです。

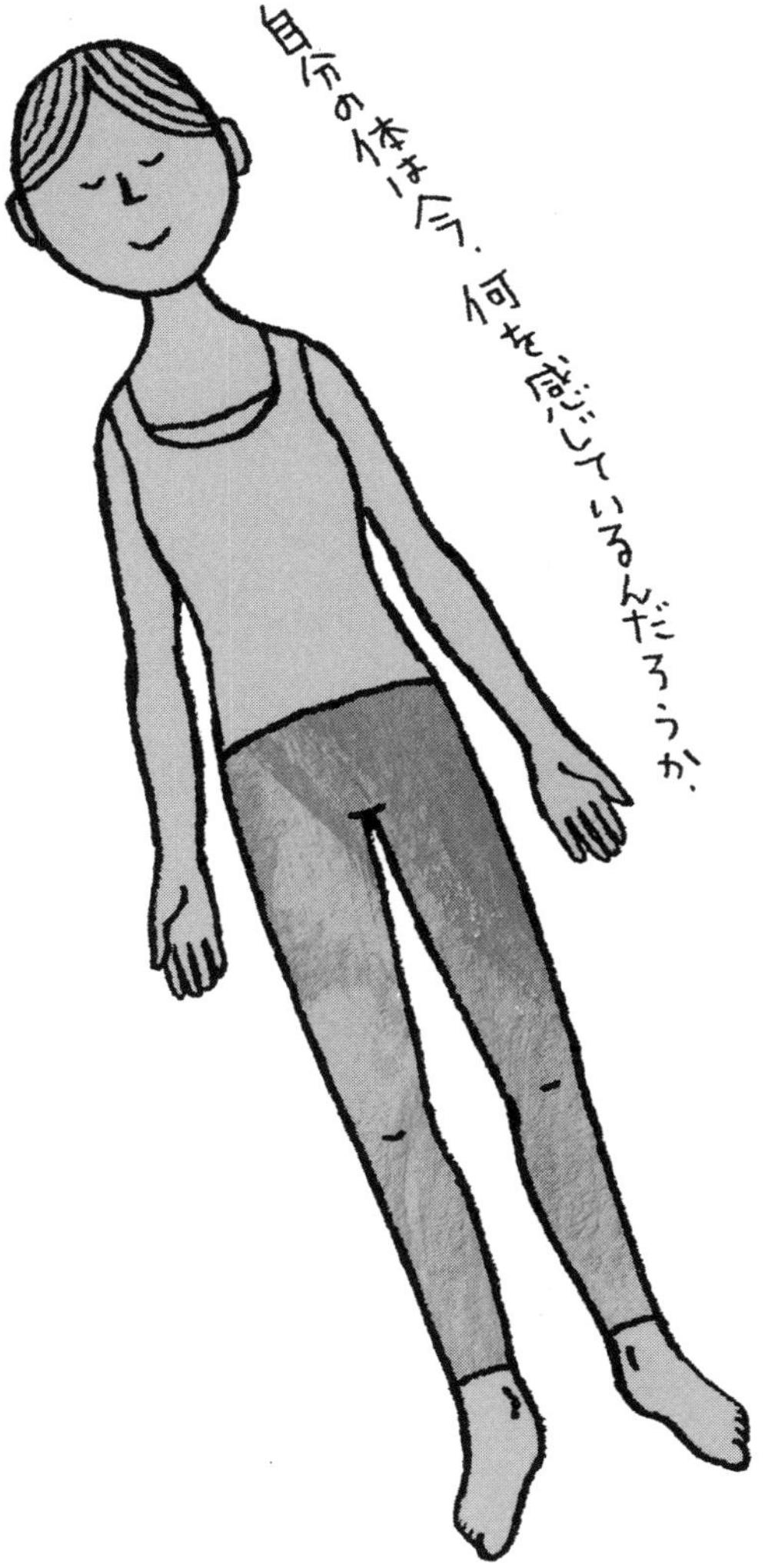
自分の体は今、何を感じているんだろうか。

おわりに
感じることで気付き、そして行動へ

結果は行動から生まれます。どんなに良いことでも考えるだけでは結果は生まれません。実際に体を通して行動することによってしか結果は生まれないのです。そしてうつという病気も一つの結果です。

うつになっている方は今までの行動の結果としてうつになっているのです。ですから、今までと違う行動をとる必要があります。

急いでいたり疲労していたりする場合は感じることができないため、いろいろなことに気付きません。すると「いつもと同じ行動」を反射的に行い同じ結果しか生まれません。

行動だけでなく思考も反射的になり、いつもの考えが繰り返されます。そして思考も行動も繰り返されるうちに過剰・過敏になってきます。これをキンドリング現象と言いますが、繰り返されるうちに小さな出来事でも過敏に反応してしまい、過剰に焦ったり過剰にネガティブに考えたりして自らストレスを作ってしまうのです。

うつを改善するには行動を変える必要があります。

対策編でお伝えした方法や「まずは自分の体を感じようとする」ということも今までと違う行動の一つになります。そしてもし改善を早めたいならば日頃の行動も変えてみましょう。

つい感情を抑え込む方は、抑え込まないで感情を出してみる。ついせかせか動いてしまう方はゆっくりと動いてみる。つい人にきつく当たってしまう方は人にやさしく接してみる。このような実際に体を通した行動の変化もうつという結果を変える第一歩になるのです。

最後になりますが、あなたのうつの改善に本書が少しでもお役にたてることを願っております。できるだけ分かりやすく書いたつもりですが、力が及ばずに分かりにくいところや読みにくいところがあったかと思います。

言葉だけでは伝えきれないことも多いため、その点はご容赦いただきたいと思います。

鈴木直人

●参考文献（順不同）●

・バイオエナジェティックスー原理と実践　アレクサンダー・ローエン
・ソマティック心理学　久保隆司
・アプライドキネシオロジー　シノプシス　デービット・ウォルサー
・実践〝受容的な〟ゲシュタルト・セラピー　岡田法悦
・クレニオセイクラルバイオダイナミクス　フランクリン・シルズ
・ＰＴＳＤとトラウマの心理療法―心身統合のアプローチの理論と実践
バベッド・ロスチャイルド
・手の治癒力　山口創
・心と身体をつなぐトラウマ・セラピー　ピーター・リヴァイン
・ウィズダムインザボディ　michael kern
・プロメテウス解剖学アトラス　頭部／神経解剖　第２版

著者: **鈴木直人** Naoto Suzuki

うつ・自律神経失調症専門の整体院である健療院グループの総院長。年間2万人以上の患者さんが来院している。日本自律神経研究会代表。うつ病・自律神経失調症の情報サイト「自律神経失調症・うつ病ナビ ココカラ」主宰。1992年整体治療院を開業。1998年自身が自律神経失調症からうつを患ったため、自律神経失調症やうつのことを研究し始める。2000年自律神経失調症やうつから回復し、その経験と研究結果から自律神経失調症やうつ専門の整体や心理療法などを行う。現在、一般紙から専門誌まで多数に取材されている。

BOOK Collection

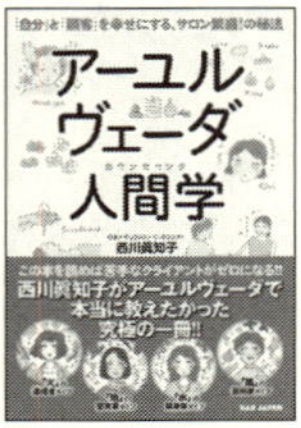

アーユルヴェーダ人間学（カウンセリング）
「自分」と「顧客」を幸せにする、サロン繁盛!の秘法

この本を読めば苦手なクライアントがゼロになる!!　サロン繁盛に結びつく人間関係の取扱説明書!!　西川眞知子がアーユルヴェーダで本当に教えたかった究極の一冊!!　「身体と心の法則」（気質や体質、今の心の状態）を診断し、人間関係やカウンセリングにすぐに役立ててもらえる一冊です。

●西川眞知子 著　●四六判　●202頁　●本体1,400円+税

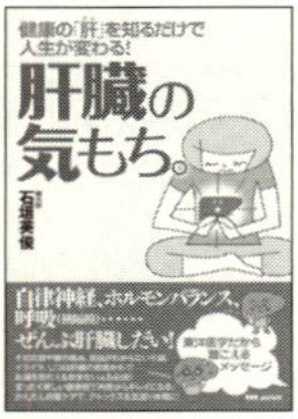

健康の「肝（キモ）」を知るだけで人生が変わる!
肝臓の気もち。

その右肩や腰の痛み、原因がわからない不調、イライラ、じつは肝臓の悲鳴かも!? お酒を飲む人も飲まない人も必読です。まったく新しい健康観で内側からキレイに。かんたん肝臓ケアで、デトックス&気巡り体質になります!「肝要」「肝が据わる」「肝っ玉」...etc、「肝（キモ）」の重要性を、先人たちは知っていた!

●石垣英俊 著　●四六判　●256頁　●本体1,277円+税

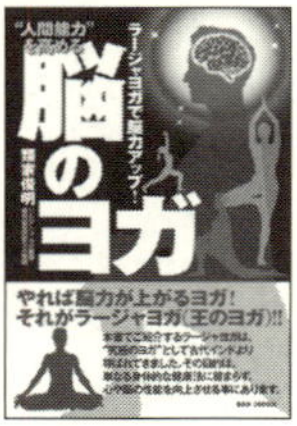

"人間能力"を高める【脳のヨガ】
～ラージャヨガで脳力アップ!～

元来ヨガの指導は、ポーズの形を細かく指示したりしませんでした。それは、手本を"真似よう"とするだけで効果があるものだからです。本書でご紹介するラージャヨガは、"究極のヨガ"として古代インドより尊ばれてきました。その目的は、単なる身体的な健康法に留まらず、心や脳の性能を向上させる事にあります。イラストポーズを真似するだけで、誰でも簡単に効果が現れる本です。

●類家俊明 著　●四六判　●208頁　●本体1,600円+税

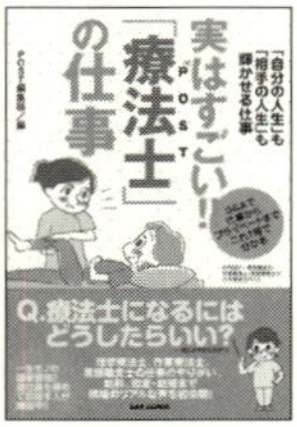

実はすごい!!
「療法士（POST）」の仕事
「自分の人生」も「相手の人生」も輝かせる仕事

理学療法士、作業療法士、言語聴覚士の現場のリアルな声を初公開!　国家資格を取って確実にキャリアアップを目指したい方、実際現場で働く人のスキルアップに、進路を検討中の学生や転職を考えている方などにオススメです。

● POST 編集部 著　●四六判　●252頁　●本体1,200円+税

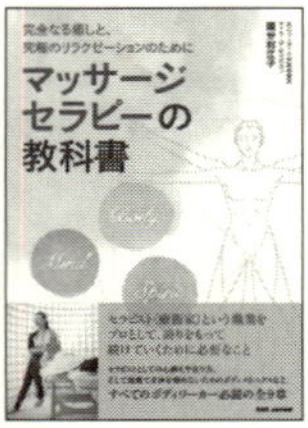

完全なる癒しと、究極のリラクゼーションのために
マッサージセラピーの教科書

セラピストとしての心構えや在り方、そして施術で身体を痛めないためのボディメカニクスなど、すべてのボディワーカー必読の全9章。身体に触れることは、心に触れること。米 NY で本格的なマッサージセラピーを学んだ著者が、B（身体）M（心）S（スピリット）を癒すセラピーの真髄に迫ります。

●國分利江子 著　●A5判　●240頁　●本体1,500円+税

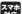

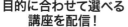

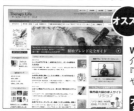

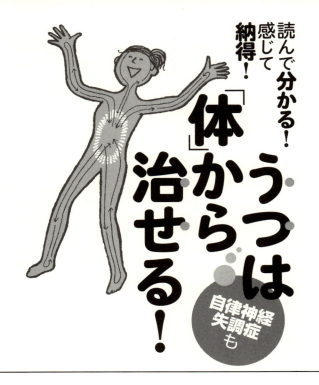

読んで分かる！感じて納得！
うつは「体」から治せる！
自律神経失調症も

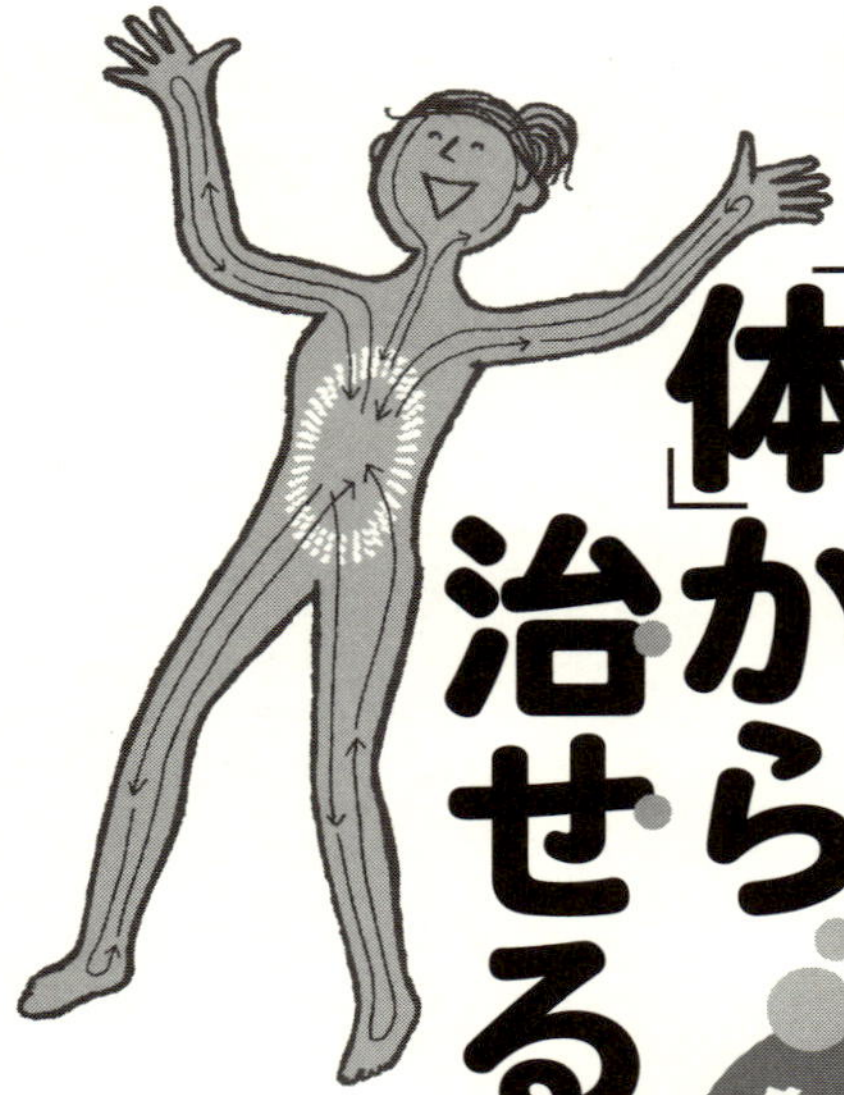

2017年9月5日　初版第1刷発行

著　者　鈴木直人
発行者　東口 敏郎
発行所　株式会社ＢＡＢジャパン
〒151-0073 東京都渋谷区笹塚 1-30-11 4F・5F
TEL　03-3469-0135　　FAX　03-3469-0162
URL　http://www.bab.co.jp/　E-mail　shop@bab.co.jp
郵便振替 00140-7-116767
印刷・製本　株式会社 暁印刷
ISBN978-4-8142-0069-6 C2077

■ Cover Design ／梅村昇史
■ Illustration ／渡辺千春
■ DTP Design ／大口裕子